In dieser Reihe si
bisher erschienen:

Ausdauertraining
Beweglichkeitstraining
Das neue Konditionstraining
Erfolgreich aus der sportlichen Krise
Gesundheitstraining
Klettertraining
Krafttraining
Radsporttraining
Sporternährung
Überlastungsschäden im Sport

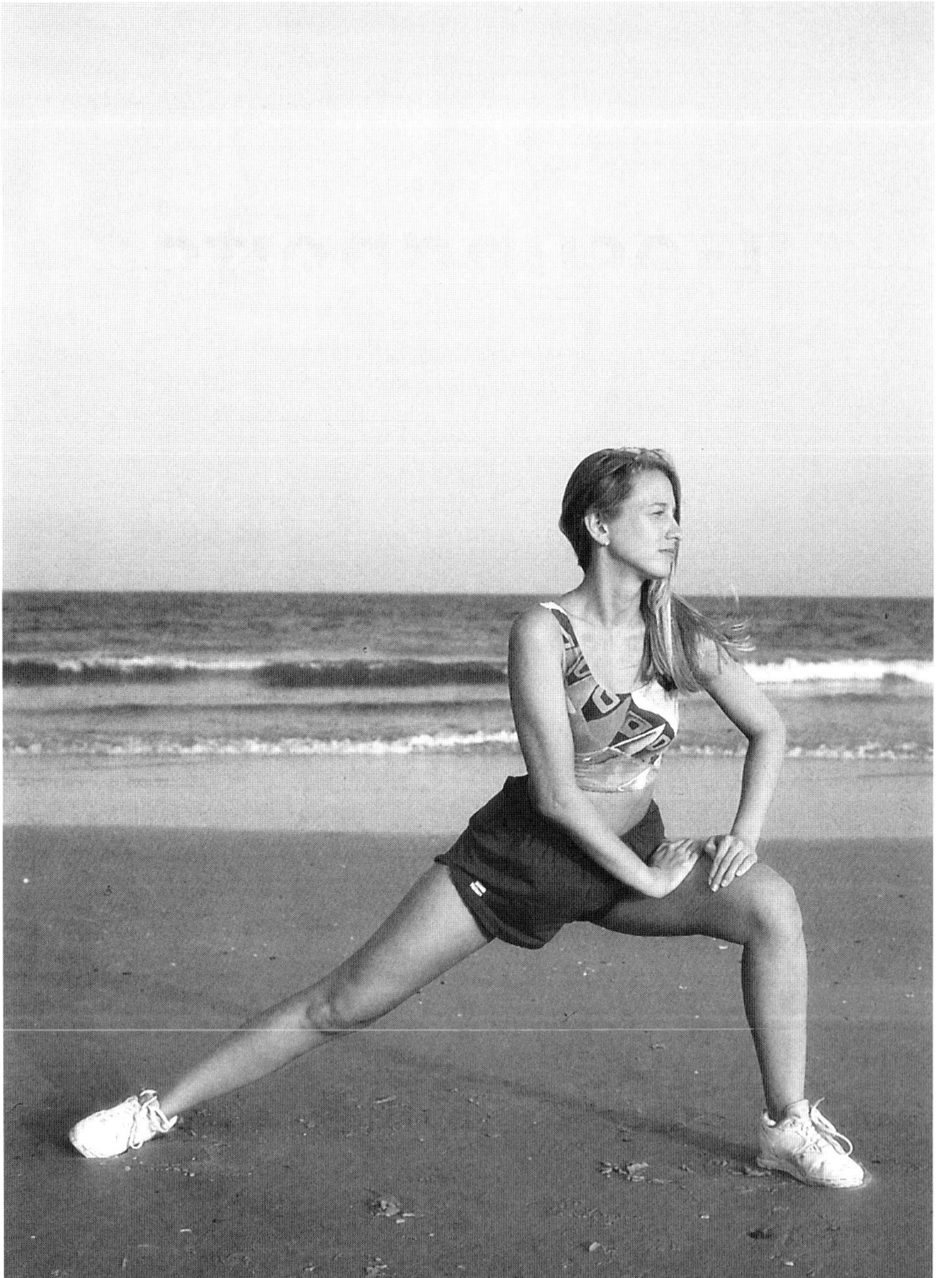

BLV
SPORTWISSEN

Ludwig V. Geiger

Gesundheits-training

Biologische und medizinische Zusammenhänge •
Gezielte Bewegungsprogramme zur Prävention

blv

Bibliografische Information Der Deutschen Bibliothek
Die Deutsche Bibliothek verzeichnet diese Publikation in der Deutschen Nationalbibliografie; detaillierte bibliografische Daten sind im Internet über http://dnb.ddb.de abrufbar.

Bildnachweis:
S. 2 Mauritius – SST
Grafiken: Jörg Mair
Umschlagfoto: Mauritius – E. Gebhardt
Umschlaggestaltung: Julius Negele

2., durchgesehene Auflage

BLV Verlagsgesellschaft mbH
München Wien Zürich
80797 München

BLV Sportwissen

Lektorat: Barbara Hörmann
Herstellung: Rosemarie Schmid

Gesamtherstellung: Pustet, Regensburg

Gedruckt auf chlorfrei gebleichtem Papier

Printed in Germany · ISBN 3-405-15712-9

Inhalt

Vorwort

Leben ist Bewegung – ohne Bewegung ist kein (menschliches) Leben möglich. Bewegung bewirkt Organqualität, Organqualität garantiert Gesundheit. Die Gesundheit wiederum steht an erster Stelle auf der Wunschliste der Menschen. Andererseits begünstigt motorische Inaktivität Erkrankungen, die so genannten Bewegungsmangelkrankheiten. Die Vorteile der Technisierung schlagen hier in einen körperlichen Nachteil um. Die Kenntnis dieser Zusammenhänge und die Zunahme der jedem zur Verfügung stehenden Freizeit haben zur rasanten Entwicklung der Sportbewegung in den letzten Jahrzehnten mit beigetragen: Sport wird immer mehr zum Ersatz für eine umweltbedingte verminderte körperliche Belastung. Wissenschaftliche Studien bestätigen die herausragende Bedeutung eines regelmäßigen Bewegungstrainings. Trotzdem aber nehmen die Erkrankungen, die man größtenteils dem Bewegungsmangel anlastet, weiter zu, vor allem Gefäßerkrankungen (z. B. Herzinfarkt, Schlaganfall), Stoffwechselstörungen (z. B. Typ II-Zuckerkrankheit), Übergewicht, psychische Störungen usw. Häufig werden fälschlich als alleinige Ursache Risikobelastungen wie Rauchen und Fehlernährung angenommen, die Hauptursachen aber liegen in einem mangelnden Bewegungsbewusstsein der Bevölkerung, in einer Unterschätzung der eigenen Möglichkeiten und in der gesellschaftlichen Entwicklung (Sozialisation) des Sports selbst.

Unter dem Begriff Sport versteht man vielfach nur noch ausschließlich Leistungssport. Die medienwirksame Verbindung des Sports mit kaum mehr fassbaren extremen Höchstleistungen, die Vermarktung des Sports und die zunehmend verminderten Identifikationsmöglichkeiten führen einerseits in eine passive Konsumentenrolle (Sport als Gladiatorenspiel), andererseits zu einer Überforderungsangst bzw. zu Resignation. Außerdem weichen die modernen Sportinhalte nicht selten von gesundheitswirksamen Maßnahmen ab oder besitzen eine nicht trainingswirksame Kurzlebigkeit, was z. B. für viele »Fun-Sportarten« zutrifft. Diesem Dilemma möchte vorliegendes Buch entgegenwirken:

Richtig durchgeführtes Bewegungstraining beugt tatsächlich den häufigsten »Wohlstandskrankheiten« vor und hilft sie heilen.

Dieses Buch bietet optimierte Vorschläge für ein effektives Gesundheitstraining. Es soll aber über eine bloße Auflistung von Trainingsinhalten und -möglichkeiten hinaus eine Motivationsgrundlage geschaffen werden, um der motorischen Aktivität wieder ihre ureigene evolutionär begründete Bedeutung zukommen zu lassen. Die Freude an der Bewegung wird sich dann von selbst einstellen. Die Prävention durch Bewegung ist die effektivste und kostengünstigste Form der Gesundheitsvorsorge. Sie stellt damit im Zeitalter einer hoch technisierten, aber zunehmend kostenintensiven Medizin bei gleich bleibenden oder abnehmenden finanziellen Ressourcen der Krankenkassen auch eine politische und ökonomische Notwendigkeit dar.

Dr. med. Ludwig V. Geiger

1 Zum Gesundheitsbegriff

Nach Definition der Weltgesundheitsorganisation (WHO) bedeutet Gesundheit: »Zustand völligen körperlichen, seelischen und sozialen Wohlbefindens«.
Diese Begriffsdefinition besitzt eine allgemeine statische Gültigkeit, berücksichtigt die individuelle dynamische Problematik aber nur bedingt. Denn Gesundheit ist mehr als ein augenblicklicher Zustand. Gesund sein bedeutet auch ein gesundheitsstabilisierendes Verhalten des menschlichen Organismus unter krank machenden Bedingungen. Das heißt, ein wirklich gesunder Körper besitzt auch unter guten äußeren (Umwelt) und inneren (Organe) Bedingungen eine zusätzliche »Gesundheitsreserve«, um in schlechten Zeiten (schädigende Umwelteinflüsse, unvorhergesehene Mehrbelastung, infektiöse Kontakte, Stress usw.) gesund zu bleiben oder um eine eingetretene Erkrankung schneller zu überstehen (Abb. 1).

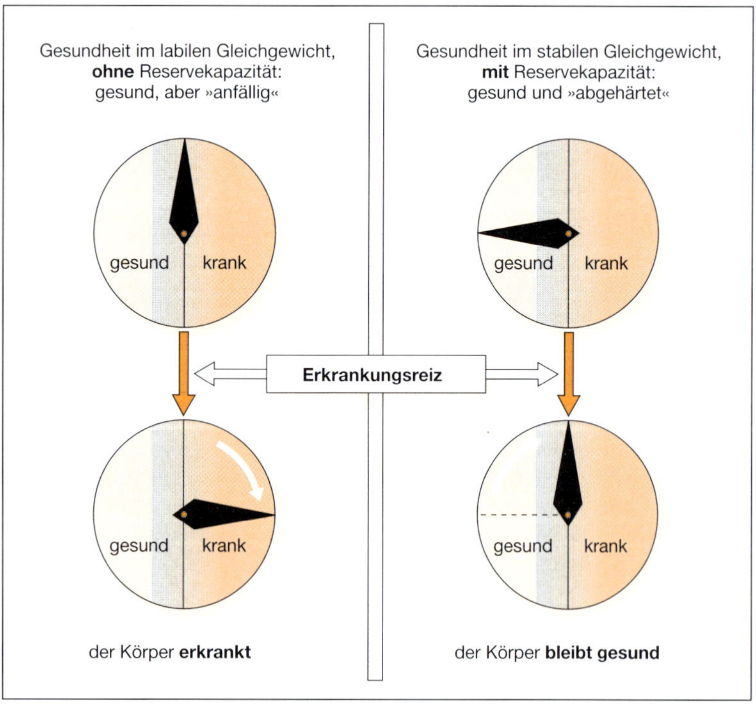

Abb. 1
Gesundheit im labilen und stabilen Gleichgewicht.

Ein regelmäßiges vorbeugendes Bewegungstraining (s. Kapitel 7) schafft diese Reservekapazität. Deshalb ist die Gesundheit kein zufälliges Geschenk an das eine oder andere Individuum, sondern man kann (muss) sie sich immer aufs Neue erwerben.

Es ist allerdings unbestritten, dass sich die genetische Disposition (Erbgut) hierfür beim einen besser, beim anderen schlechter eignet. Im präventiven Sinne ist aber unter Berücksichtigung von speziellen Körpervoraussetzungen, Alter und Geschlecht jeder Mensch trainierbar.
Gesundheit bedeutet, wie eingangs definiert, eine möglichst hohe körperliche, geistige und soziale Stabilität, um den drei wichtigsten krank machenden Faktoren der Gegenwart erfolgreich entgegenwirken zu können: Bewegungsmangel, Stress und soziale Isolation.
Eine Störung dieses stabilen Verhaltens führt in die Krankheit (Abb. 2).

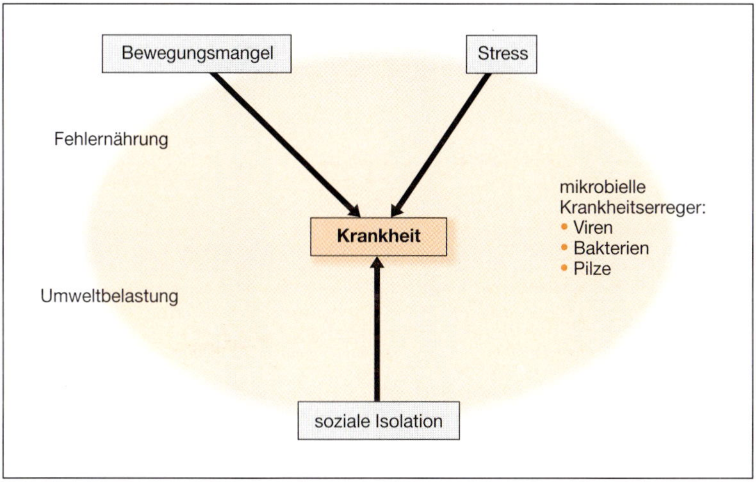

Abb. 2
Die drei wichtigsten krank machenden Gegenwartsbedingungen.

Zur Krankheitsvermeidung (Prävention) reicht es deshalb nicht aus, nur gesund zu **sein**, sondern es ist anzustreben, durch eine erworbene, möglichst hohe Reservekapazität des Bewegungsapparates, der inneren Organe, des Immunsystems, der Psyche und der sozialen Verhaltensmuster auch gesund zu **bleiben**.
Gesundheit ist das Maximum – eine hohe Reservekapazität das Optimum.
Die beliebte Bezeichnung **Fitness** beinhaltet diese erhöhte Reservekapazität mit einem zusätzlichen Anspruch an die sportliche Leistungsfähigkeit, aber auch an modische Trends (»Fitnesswellen«). Bewegungstraining erhöht nicht nur die **organische Kapazität** (Bewegungsapparat, Herz-Kreislauf-System, Stoffwechselorgane, Immunsystem usw.), sondern verbessert im Nebeneffekt (Kreuzadaptation) auch die **psychoregulativen Systeme** (vegetatives und zentrales Nervensystem). Da Bewegungstraining nicht im luftleeren Raum, sondern im Kontakt zur Umwelt statt-

Tabelle 1
Beispiele zur Beurteilung von Über- oder Unterschreitung von Normalwerten.

Normziel	Normalwertspektrum	Beurteilung
Körpergewicht	**Normalgewicht nach Broca:** Körpergröße (cm) minus 100 = Normalgewicht in kg **Übergewicht:** 10–15% über Normalgewicht **Adipositas** (»Fettsucht«): ♂ 30% über Normalgewicht ♀ 40% über Normalgewicht **Untergewicht:** Mehr als 20% unter Normalgewicht **Alternative Messmethoden:** BMI, Hautfaltendicke, Sonographie etc.	• Übergewicht und insbesondere Adipositas stellen eine **Risikodisposition** für Herz-/Gefäßkrankheiten und Stoffwechselstörungen, z. B. Zuckerkrankheit Typ II, dar. Die Sterblichkeitsrate steigt mit zunehmendem Übergewicht. • Untergewicht kann bei schwerwiegenden körperlichen Erkrankungen (z. B. Schilddrüsenüberfunktion) und auch bei psychischen Störungen (z. B. Magersucht) auftreten.
Gesamtcholesterin **HDL-Cholesterin** **LDL-Cholesterin**	Normalwert unter 200 mg/dl Grenzbereich 200–250 mg/dl Werte über 250 mg/dl beinhalten eine Erkrankungsdisposition. ♀: 45–65 mg/dl ♂: 35–55 mg/dl wünschenswert: > 60 mg/dl (♀) > 50 mg/dl (♂) ♀: 70–150 mg/dl ♂: 70–190 mg/dl wünschenswert: < 150 mg/dl	• Überhöhtes Cholesterin stellt einen Risikofaktor für die Entstehung der Arteriosklerose dar. • Insbesondere gilt dies bei ungünstiger Untergruppenkonstellation: niedriges HDL-, hohes LDL-Cholesterin. Umgekehrt besitzt ein hohes HDL- und ein niedriges LDL-Cholesterin eine so genannte Schutzfaktor-Funktion.
Triglyceride	75–200 mg/dl	• Erhöhung: Kofaktor bei der Entstehung der Arteriosklerose
Blutzucker	70–100 mg/dl nach dem Essen maximal 150 mg/dl	• Erhöhung: Zuckerkrankheit (Diabetes mellitus) • Erniedrigung: »Unterzucker« (kritischer Blutzuckerabfall) mit Mangelversorgung des Zentralnervensystems
Harnsäure	2,5–7 mg/dl	• Erhöhung: Disposition zu Gicht und Nierensteinen
Ruheblutdruck	normal: ≦ 140/90 mm Hg grenzwertig: 140–160/90–95 mm Hg krankhaft: ≧ 160/95 mm Hg	• Erhöhung: Bluthochdruckerkrankung = Risikofaktor für Gefäßkomplikationen (Herzinfarkt, Schlaganfall)
Ruhepuls (= Ruheherzfrequenz)	55–100/min	• Erhöhung: Hinweis für primäre Herzerkrankung, Schilddrüsenüberfunktion oder bei Fieber • Erniedrigung: gesundes Sportherz oder krankes Herz

findet und auch einen gesellschaftlichen Anspruch besitzt, beinhaltet es auch eine wichtige **soziale Komponente**.

Zur Beurteilung der Gesundheit haben sich in der Medizin die so genannten **Normalwerte** durchgesetzt. Ähnlich der Körpergröße (Bekleidungsgröße), des Kopfumfanges (Hutgröße) usw. gibt es hier ein breites Spektrum des Normalen.

Eine Überschreitung der Ober- oder Untergrenzen weist den Arzt auf eine mögliche Risikodisposition, eine Krankheit oder eine Normvariante hin (Tab. 1). Wissenschaftstheoretisch lassen sich auch weitere Normkategorien erstellen (ISRAEL, 1995):

- **Minimalnorm:** gerade noch die Normbedingungen erfüllender Gesundheitszustand, gekennzeichnet durch eine hohe Labilität
- **Majoritätsnorm:** Durchschnittsnorm der gesunden Bevölkerung
- **Idealnorm:** wünschenswerter stabiler Gesundheitszustand mit hoher Widerstandsfähigkeit und Belastbarkeit, rasche Erholungsfähigkeit (»kerngesund«) – erreichbar durch Bewegungstraining
- **Spezialnorm:** spezifische, meist einseitige »Übernorm« (z. B. Sportherz) im Hochleistungssport.

2 Die Entwicklungsgeschichte des Menschen

Um die heutige Problematik der zunehmenden Bewegungsmangelkrankheiten verstehen zu können, ist es notwendig und aufschlussreich, sich in kurzen Zügen mit der Entwicklung des Menschen auseinanderzusetzen.

Nach unserem derzeitigen Wissen hat die Gesamtentwicklung bis zum heutigen »modernen« Menschen etwa 10 Millionen Jahre in Anspruch genommen. Sie erfolgte nach dem Prinzip der **Evolution** (vgl. DARWIN) einer Geschichte langsamer, kontinuierlicher Veränderung unter dem Einfluss der natürlichen Selektion. Das heißt von einer Vielzahl von genetischen Variationen, die durch Mutation – also spontane (zufällige) genetische Veränderungen – entstanden sind, setzte sich immer die Lebensform durch, die im Überlebenskampf mit der Umwelt die günstigsten Eigenschaften aufwies.

Nach dem mutmaßlichen Auftreten menschenähnlicher Wesen (Hominiden), die sich auf allen Vieren im so genannten Knöchelgang (gleichzeitiges Halten von Gegenständen mit den vorderen Extremitäten) bewegten, lässt sich vor knapp 4 Millionen Jahren erstmals ein aufrecht gehender Hominide nachweisen. Vor etwa 1,5 Millionen Jahren erschien der eigentliche Mensch (Homo erectus), der sich, bezogen auf den Körperbau, nur unwesentlich vom heutigen Menschen unterscheidet. Allerdings lag die Hirnmasse deutlich niedriger. Mit dem Auftreten des Homo

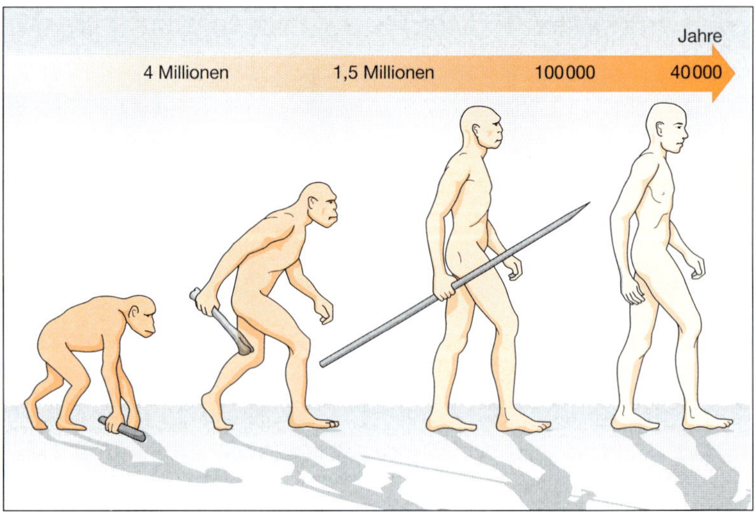

Abb. 3
Die Entwicklung (Evolution) des Menschen.

sapiens vor etwa 100 000 Jahren war auch dieser Hirnmassenunterschied ausgeglichen. Die im gesamten Erscheinungsbild geringfügigen Unterschiede zum **Jetztmenschen** waren entwicklungsgeschichtlich betrachtet bis vor 40 000 Jahren ausgeglichen (Abb. 3).

Das heißt vereinfacht: Das biologische Erscheinungsbild des Menschen ist seit mindestens 40 000 Jahren unverändert.

Betrachtet man nun den menschlichen Körper unter dem Aspekt des evolutionären Überlebenskampfes, so wird man feststellen, dass die Anforderungen des früheren Jagens, Kämpfens, Kletterns usw. bis heute einen Organismus favorisiert haben, der – bezogen auf das Körpergewicht – 35% (Frau) bzw. 40% (Mann) aus Skelettmuskulatur besteht. Man wird weiterhin feststellen müssen, dass der weitaus größte Teil der Kapazität der inneren Organe (z. B. Herz, Lungen, Blut, Nervensystem usw.) dem reibungslosen Funktionieren der Muskelaktivität untergeordnet ist.
Dem gegenüber steht das Anforderungsspektrum der Jetztzeit:
Die Zeiten des Jagens, Kämpfens und schweren Arbeitens sind vorbei! Mit dem Beginn der ersten Industriellen Revolution (Maschinisierung) Anfang des 19. Jahrhunderts, vor allem aber mit der zweiten Industriellen Revolution (Automatisierung) Mitte des 20. Jahrhunderts setzte im biogeschichtlichen Sinn schlagartig eine Entlastung des Bewegungsapparates ein, die derzeit in der dritten Industriellen Revolution (Mikroprozessierung) ihren Höhepunkt findet.

Dem langsam angepassten System der Evolution, in dem belastungsgerecht selektioniert wurde, stellt sich, bezogen auf die Evolution, schlagartig ein (revolutionäres) körperlich entlastendes Prinzip gegenüber.

Diese im Sinne des technischen Fortschritts positive Entwicklung hat im biologisch-medizinischen Sinne aber zu einer erheblichen Problematik geführt, den Bewegungsmangelkrankheiten.
Ein über Jahrtausende entwickeltes, genetisch fixiertes Prinzip der Belastungsanforderung an den Körper des Menschen ist in der Gegenwart nicht mehr gültig.
Im Gegensatz zu einem technischen Gerät, das durch Nichtbelastung neu bleibt, benötigt ein biologisches System die Belastung, um seine Leistungsfähigkeit erhalten bzw. verbessern zu können (biologische Anpassung, s. Kapitel 3). Ein technisches System wiederum wird durch Gebrauch altern. Übertragen auf den Menschen (biologisches System) bedeutet dies, dass bei der genetisch determinierten hohen Bedeutung des Bewegungsapparates auch dessen aktuelle Belastung eine biologische Notwendigkeit darstellt, ansonsten wird er atrophieren oder krank werden. Gipst man z. B. einen gesunden Arm ein und befreit ihn nach sechs Wochen vom Gips, so stellt man Muskelschwund, eine eingeschränkte Gelenkbeweglichkeit und röntgenologisch sogar einen verminderten Kalksalzgehalt des Knochens fest. Durch entsprechende Bewegungsübungen und Muskelbelastungen (Training) ist dieses Inaktivitätsergebnis in der Regel aber wieder voll reversibel, das heißt der ursprüng-

liche gesunde Zustand ist wieder herstellbar. Ja, es gelingt sogar, durch ein zusätzliches Training die ursprüngliche Ausgangslage zu überschreiten (Muskelhypertrophie).
Stark vereinfacht bedeutet dies, dass wir aufgrund unseres genetischen Erbgutes unseren Bewegungsapparat und die Organsysteme weiterhin belasten müssen, auch wenn es die Umwelt (z.B. Arbeitsprozess) nicht mehr von uns erfordert, da wir ansonsten krank werden können bzw. sich unsere Gesundheit nur in einem labilen (anfälligen) Gleichgewicht befindet. Wir müssen daher Bewegungskonzepte erarbeiten, anbieten und durchführen, die sich nicht an der umweltbedingten, sondern an der biologischen Notwendigkeit orientieren.
Da das evolutionäre biologische Prinzip wiederum Jahrtausende benötigen würde, um sich auf die körperliche Entlastung einzustellen, können wir nicht alles in die Hände der Natur als regulatives Prinzip legen, sondern müssen selbst handeln, um im Zuge der fortschreitenden Technologisierung gesund und ohne massiven medizinisch-reparativen Aufwand leben zu können.

Unsere Chance ist die Gesundheitsvorbeugung durch Bewegung!

3 Biologische Anpassung

Das Prinzip von Belastung, Ermüdung, Wiederherstellung und Superkompensation

Unabhängig von der vorher beschriebenen, Jahrtausende, ja Jahrmillionen dauernden genetischen Anpassung und Entwicklung des menschlichen Bewegungsapparates durch die Evolution unterscheidet man in der Leistungsphysiologie auch die **akute Belastungsanpassung** und die aus wiederholten akuten Belastungen resultierende **mittel- bis längerfristig anhaltende (chronische) Organverbesserung**.

- Die akute Anpassung stellt eine Reaktion auf einen Belastungsreiz dar, z. B. Herzfrequenz-(Puls-)Anstieg während einer Ausdauerbelastung (s. Abb. 4)
- Die mittel- bis längerfristige Anpassung ist das Ergebnis wiederholter Belastungsreize. Sie zeigt damit eine Entwicklung an, z. B. einen trainingsbedingten Rückgang der Herzschlagfrequenz bei sämtlichen Belastungsstufen (s. Abb. 4), der im medizinischen Sinne einen Gesundheitsvorteil darstellt.

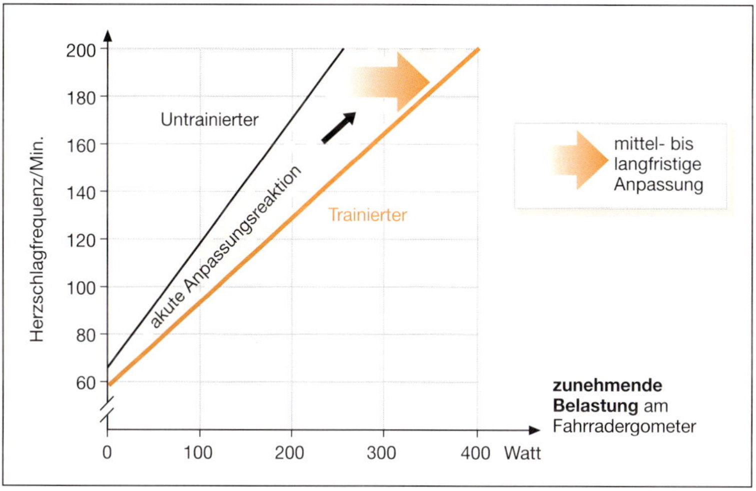

Abb. 4 Darstellung der akuten und chronischen Belastungsanpassung am Beispiel der Herzschlagfrequenz (nach ISRAEL).

Der Mensch (prinzipiell alle biologischen Systeme wie auch Tiere und Pflanzen) ist damit ein **selbstregulierendes System**, das sich auf Belastungsreize durch eine Verbesserung der Struktur anzupassen weiß (Abb. 5).

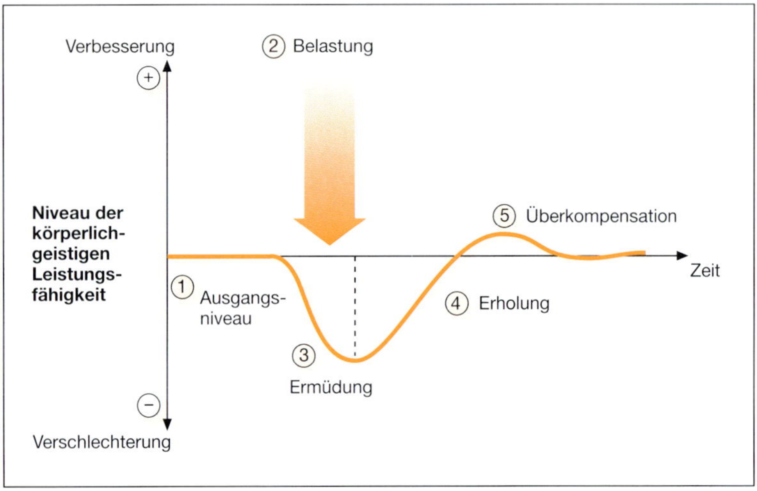

Abb. 5 Biologische Adaptation durch Belastung: Auf ein individuell unterschiedliches Leistungsniveau ① wirkt der Belastungsreiz ② mit einer bestimmten Zeitdauer ein, was zwangsläufig zu einer Ermüdung ③ führt, auf die nach Belastungsende die Erholungsphase ④ folgt. Als Anpassungseffekt kommt es zum Ende des Erholungszeitraumes zu einer überschießenden Leistungsniveauanhebung, der Überkompensation ⑤. Als Nettoeffekt resultiert eine Verbesserung der Leistungsfähigkeit!

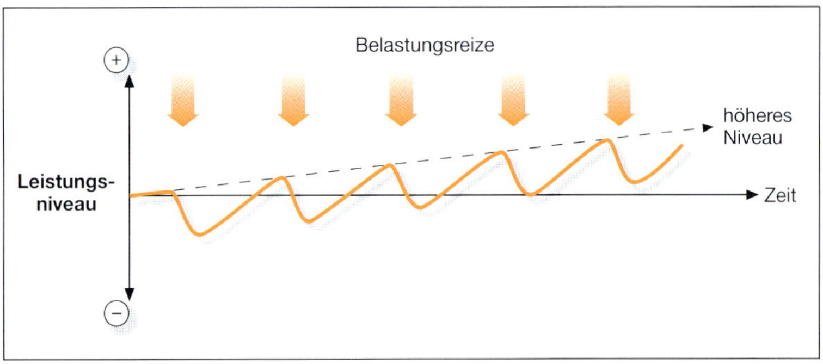

Abb. 6 Verbesserung der Organstruktur durch regelmäßige Belastungen zum Zeitpunkt der Überkompensation.

Biologische Anpassung = Biologische Adaptation

Im biologisch-medizinischen Sinne ist diese »Systemverbesserung« durch regelmäßige Belastung im Hinblick auf die Kompensation zu erwartender höherer Belastungen durchaus sinnvoll. Sie stellt damit ein Überlebensprinzip dar, das auch im Sport genutzt wird (Abb. 6).
Eine Verarmung an adaptationswirksamen Reizen (Bewegungsmangel) wie auch eine Überforderung (Übertraining im Hochleistungssport) führt zu einer Störung in der Funktion der belastungsausgerichteten Organsysteme und letztlich damit zu ihrer Erkrankung (Abb. 7 und 8).

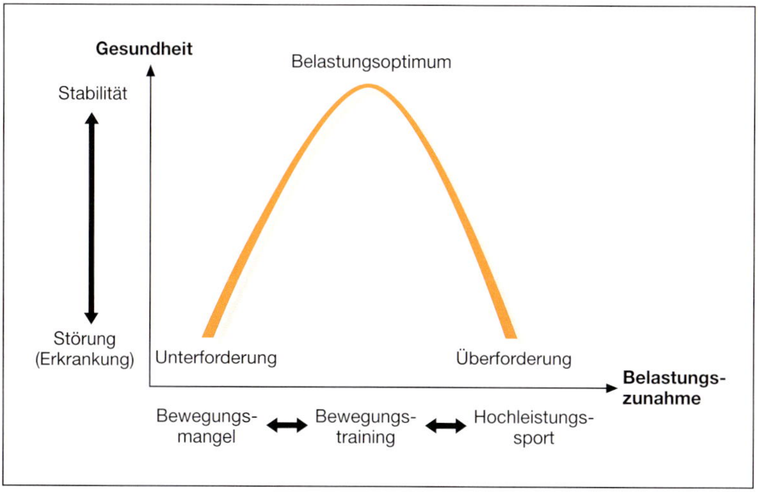

Abb. 7
Gesundheit und Krankheit als Ergebnis einer optimalen Belastungsadaptation bzw. einer Unter- oder Überforderung der adaptativen Organsysteme (nach ISRAEL).

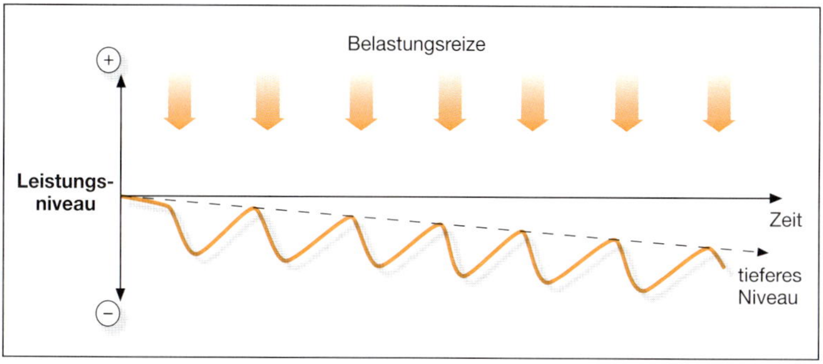

Abb. 8
Überforderung des adaptativen Systems am Beispiel eines leistungssportlich induzierten Übertrainings.
Zu häufige und/oder zu intensive Belastungsreize lassen keine Erholung bzw. Überkompensation zu und führen zu einer organismischen Niveauerniedrigung bzw. im Leistungssport in ein Übertraining.

In Kapitel 2 wurde deutlich, dass durch die rasch zunehmende Technisierung die Bewegungsorgane entlastet werden und dadurch eigentlich »überdimensioniert« sind. Eine umweltbedingte Anpassungsverpflichtung besteht nun nicht mehr. Es ist also sehr wichtig, stellvertretend für die umweltbedingten Reize ein Bewegungstraining mit dem Ziel der Gesunderhaltung bzw. Optimierung des Bewegungsapparates und der Organstrukturen durchzuführen.

Die Lebenserwartung steigt immer weiter an und zugleich nehmen die Zahlen von Patienten mit Bewegungsmangelkrankheiten zu. Das führt zu rapide steigenden medizinischen Kosten. Hieraus entsteht nicht nur eine biologische, sondern auch eine volkswirtschaftliche Notwendigkeit des Bewegungstrainings.

4 Bewegungsmangel

Ein Angriff auf den Bewegungsapparat, die inneren Organe und deren Steuersysteme

Prinzipiell versteht man unter dem Begriff »Bewegungsmangel« eine muskuläre Beanspruchung, die permanent unterhalb einer kritischen Belastungsschwelle liegt, deren Überschreitung aber zum Erhalt oder zur Vergrößerung der funktionellen Organ-Kapazität notwendig ist. So lässt sich bei gesunden Sportstudenten bereits nach neun Tagen absoluter Bettruhe eine Abnahme der muskulären Ausdauerleistungsfähigkeit um 25% und eine Abnahme des Herzvolumens um 10% nachweisen (HOLLMANN et al., 1983).
Die Tatsache, dass der normalgewichtige Mensch einen Muskelanteil von 35–40% aufweist, spiegelt die Bedeutung dieser größten menschlichen Organstruktur wider. Alle inneren Organe (Herz, Kreislauf, Lungen, Stoffwechselorgane) und Steuersysteme (Hormone, vegetatives und zentrales Nervensystem) stehen in ihren Diensten, »... der innervierte Muskel agiert, die Organe reagieren« (ISRAEL, 1995). Daraus erklärt sich, dass eine Minderbelastung des muskelbewehrten Bewegungsapparates auch zu einer Minderbelastung der inneren Organe, der hormonellen Drü-

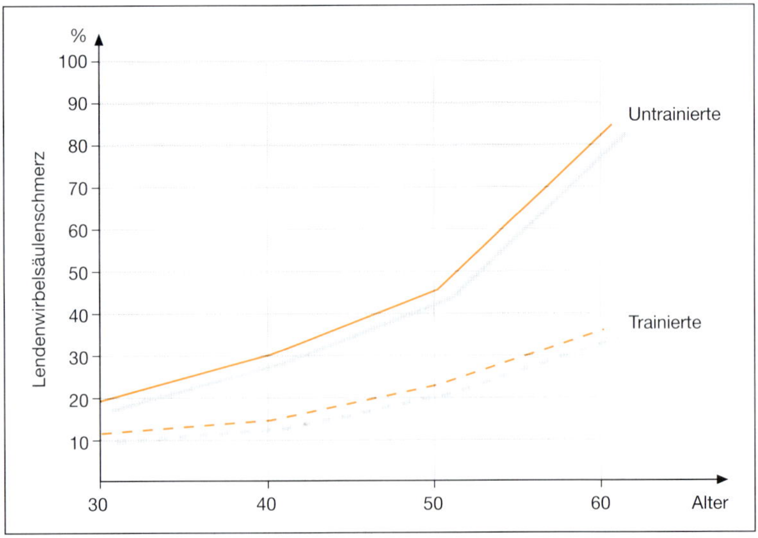

Abb. 9 Prozentuale Verteilung des Beschwerdebildes »Lendenwirbelsäulenschmerz« bei Untrainierten und Trainierten (nach BRINGMANN, 1984).

sen, des vegetativen und des zentralen Nervensystems führt. Auch diese sind für höhere Belastungsanforderungen ausgelegt. Eine Unterbelastung im Sinne eines Bewegungsmangels schwächt damit alle genannten Organstrukturen. Zunächst resultiert daraus das bereits in Kapitel 1 besprochene **labile Gesundheitsverhalten**, also eine Erkrankungs- bzw. Überlastungsneigung bereits bei geringen Anlässen, das dann später in eine **manifeste Erkrankung** mit Eigengesetzlichkeit und Chronizität umschlagen kann.
Am Beispiel eines **Gelenkes** bedeutet dies: Ein muskulär ungenügend abgesichertes Gelenk reagiert auf eine unvorhergesehene Mehrbelastung mit einem Instabilitätsverhalten (z. B. Umknickneigung). Chronisches Instabilitätsverhalten (z. B. wiederholtes Umknicken) führt zu einer Schädigung von Gelenkkapsel, -bändern und -knorpel, diese wiederum begünstigt die Entstehung einer Arthrose, die, und damit schließt sich der (Teufels-)Kreis, in eine schmerzhaft eingeschränkte Gelenkmobilität mündet. Erschwerend kommt häufig noch eine bewegungsmangelbedingte Übergewichtssituation hinzu. Dass diese im Zeitalter des Fernsehens und der Videospiele inaktivitätsbedingte Minderbelastung des Bewegungsapparates bereits im Kindesalter zu Befunden mit potentiellem Krankheitswert führt, beweisen neuere Studien (FRÖHNER, 1996), die bei knapp 50% der Kinder im frühen Schulkindalter Auffälligkeiten der **Haltung** und **Beweglichkeit** finden. Dies und die Kenntnis, dass bei Arbeitnehmern Krankmeldungen infolge Rückenbeschwerden am häufigsten sind, sollte für den möglichst frühen Beginn eines regelmäßigen Bewegungstrainings sprechen.
Vergleicht man die prozentuale Verteilung des Beschwerdebildes »**Lendenwirbelsäulenschmerz**« bei Untrainierten und Trainierten zwischen dem 30. und 60. Lebensjahr, so wird diese Feststellung zusätzlich erhärtet (Abb. 9).
Am Beispiel der seit dem Beginn des Industriezeitalters epidemieartig zunehmenden **Herz-Kreislauf-Erkrankungen** belegen zahlreiche Studien, deren wichtigste wohl die FRAMINGHAM-Studie (1949 bis 1987) ist, die **herzschützenden positiven Auswirkungen** eines moderaten körperlichen Trainings, unabhängig von weiteren Risikofaktoren wie z. B. Zigaretten rauchen. Die Tatsache, dass die Sterblichkeitsrate an arteriosklerotischen Herz-Kreislauf-Erkrankungen die 50%-Marke inzwischen deutlich überschritten hat und damit die Führungsposition in der Todesursachenstatistik einnimmt, unterstreicht – bei aller kritischen Einschätzung dieser Studien – die Bedeutung eines körperlichen Trainings.
So wirken zwar z. B. an der Entstehung eines Herzinfarktes, an dem heute in den westlichen Industrieländern jeder Sechste stirbt, meist mehrere Kofaktoren – so genannte Risikofaktoren wie Bluthochdruck, Stress, Fett- und Zuckerstoffwechselstörung – mit, **Ausgangspunkt ist jedoch häufig die körperliche Inaktivität** (Abb. 10).
Als Beispiel für eine durch körperliche Inaktivität – häufig in Verbindung mit Übergewicht – ausgelöste, wohl genetisch angelegte **hormonelle Störung** lässt sich die **Typ II-Zuckerkrankheit (Diabetes mellitus, Typ II)** anführen.
Während die Typ I-Zuckerkrankheit auf eine angeborene Insulinmangelsituation zurückzuführen ist, herrschen beim Typ II normale bis sogar erhöhte Insulinspiegel vor, die ihre hormonelle blutzuckersenkende Wirkung aber aufgrund eines ungenügenden Ansprechens in den Zielorganen, insbesondere in der Muskulatur, nicht ent-

Abb. 10
Körperliche Inaktivität als wichtiger Ausgangspunkt für arteriosklerotische Erkrankungen. Arteriosklerose: Einengung, Verhärtung und Elastizitätsminderung der arteriellen Blutgefäße mit der Folge einer verringerten Durchblutung.

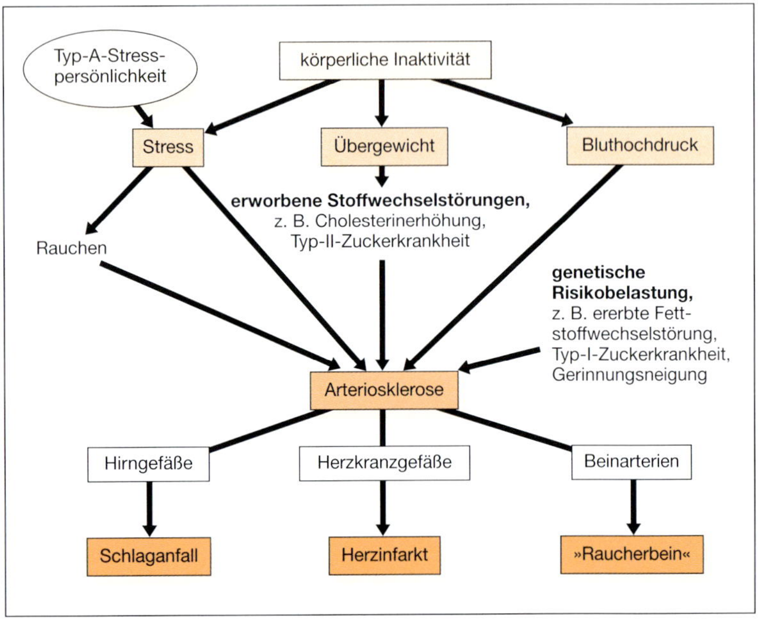

falten können: Blutzuckerspiegel und Fettstoffwechsel entgleisen, was wiederum zu Gefäß-, Nerven- und Nierenschädigung führt. Nur ein regelmäßiges körperliches Training (Ausdauertraining) erhöht die Sensitivität der Insulinreaktionsorte (Rezeptoren) und führt bei gleichzeitig erhöhtem Zuckerverbrauch zur Absenkung des Blutzuckerspiegels.
Eine besonders markante Ausprägungsform dieser so genannten Insulinresistenz ist das **Metabolische Syndrom** (»Wohlstandssyndrom«, Abb. 11), das die Kombination

- Typ II-Zuckerkrankheit
- Fettstoffwechselstörung
- Bluthochdruck
- Übergewicht vom Bauchtyp (»Apfelform«, Abb. 11)

aufweist und auch im Hinblick auf die Risikobeurteilung als »tödliches Quartett« bezeichnet wird. Neben einer spezifischen medikamentösen und diätetischen Therapie stellt auch hier Ausdauertraining ein wesentliches therapeutisches bzw. vorbeugendes Konzept (Rezept) dar.
Auch **Stresserkrankungen**, die mit einer erhöhten inadäquaten Ausscheidung von Stresshormonen (Katecholamine: Adrenalin, Noradrenalin) einhergehen, sind oftmals in einem Zusammenhang mit Bewegungsmangel (sitzende Tätigkeit, Reizüberflutung) zu sehen. Im Gegensatz zum umgangssprachlichen Gebrauch ist Stress zunächst wertfrei zu betrachten: Stress ist (über-)lebensnotwendig. Stress ist primär eine Bereitstellungsreaktion auf verstärkte Umwelt- oder innere Einflüsse, wie

Gefahr, Jagd- oder Vermehrungsbereitschaft. Auch der Vorstartzustand im Leistungssport ist als solche Stressreaktion zu verstehen. Solange diese Aktivierung des »Stresspotentials« ihre Entladung findet, z. B. durch Erlegen der Beute, besteht keine krank machende Wirkung, sondern Entspannung. Kommt es aber infolge Dauerstress zu einer ungenügenden Stresslösung, so sind langfristig Stresserkrankungen programmiert (Abb. 12). Sie äußern sich zunächst in einem vegetativen Ungleichgewicht wie Ruheherzklopfen, schwitzende Hände und Schlafstörungen, später in überhöhtem Blutdruck, harmlosem Herzstechen bis zu echten Herzbeschwerden, aber auch in rein psychischen Störungen wie Angstneurosen und depressiven Entwicklungen.
Im psychosozialen Verhalten ist das Aggressionspotential eines bewegungsinaktiven Menschen wesentlich höher als das eines regelmäßig bewegungsaktiven, was häufig im Straßenverkehr oder im Bierzelt zu beobachten ist.

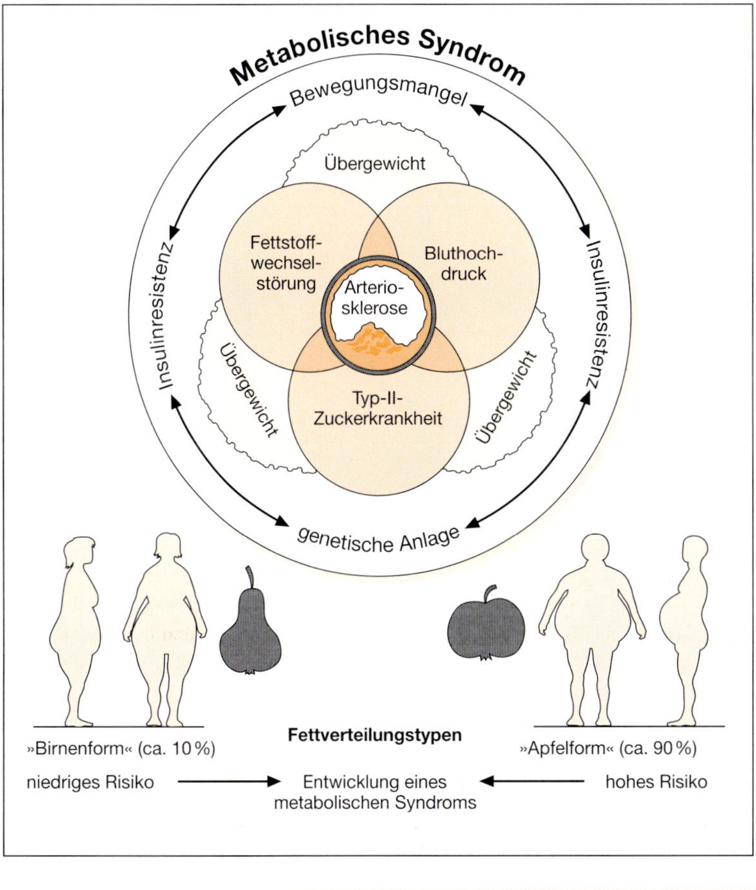

Abb. 11 Metabolisches-Syndrom-Fettverteilungstyp (modifiziert nach DIEHM, WEISS, 1997).

Abb. 12 Stress erfordert Stresslösung – Sport wirkt als Antistressfaktor, Dauerstress macht krank.

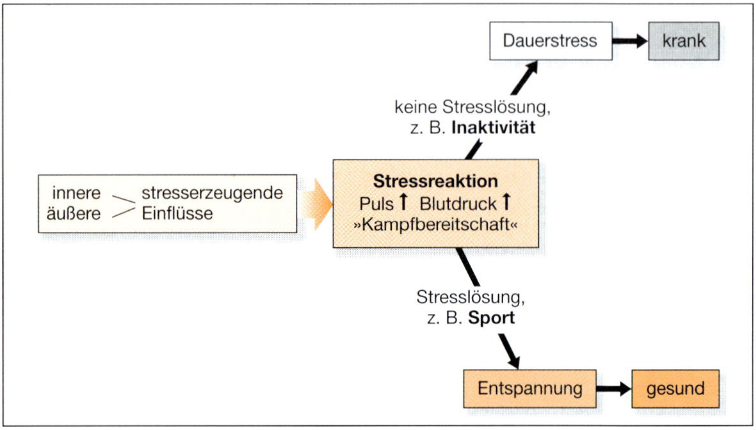

Abb. 13 Arbeitsunfähigkeit (Tage) im Zeitraum von 3 Jahren bei sportlich aktiven (n = 509) und inaktiven (n = 355) Personen, wobei in den Krankenstand der Untrainierten Infektionen maßgeblich mit eingehen (ISRAEL, 1988).

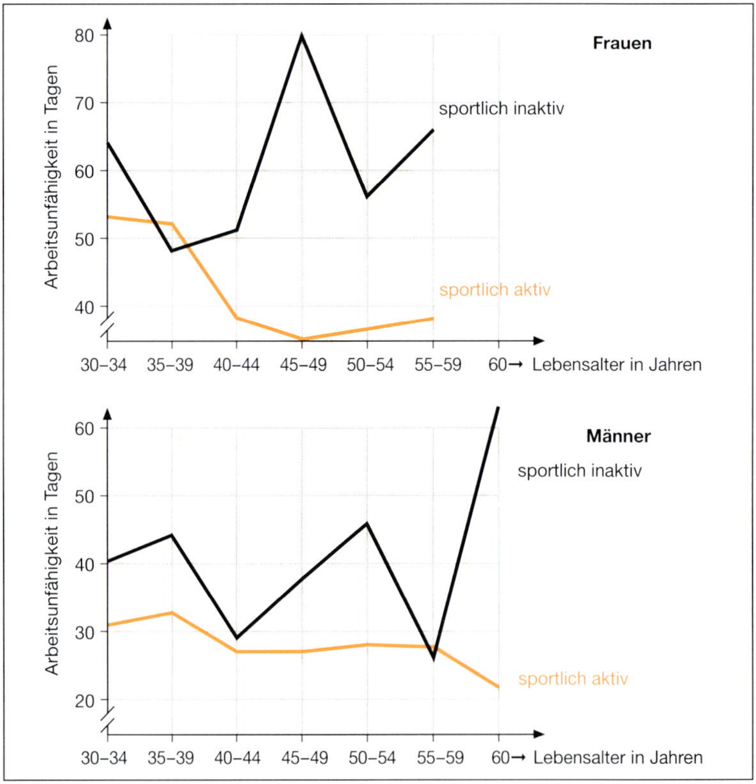

Somit kann ein regelmäßiges Bewegungstraining stresslösend wirken: Sport hat eine **Ventilfunktion**, was die Notwendigkeit einer medizinischen Therapie und psychodynamischer Verfahren in schweren Fällen aber nicht ausschließt.
Die Auswirkungen von körperlicher Aktivität bzw. Inaktivität auf das **Immunsystem** sind sehr komplex, eine verminderte Krankheitsinzidenz bei regelmäßig Sporttreibenden (nicht Leistungssport!) ist aber unbestritten. Dies gilt für **Infektionskrankheiten** (s. Abb. 13) wie auch für **Tumorkrankheiten** (Kohl, 1988; Vena, 1987; Wyshak, 1986).
Ursächlich liegen dieser verbesserten Körperabwehr durch ein regelmäßiges Bewegungstraining nachweislich folgende Effekte zugrunde:

- Ein Abhärtungseffekt durch eine verbesserte Temperaturregulation,
- eine verbesserte Durchblutung und Anfeuchtung der Luftwege,
- eine Erhöhung der Antikörper (Immunglobulin A) in Speichel- und Bronchialsekret,
- eine gesteigerte Fresszellaktivität gegenüber Bakterien durch weiße Blutkörperchen (neutrophile Granulozyten),
- eine Erhöhung der Zahl und Aktivität der natürlichen Killerzellen, die in erster Instanz Viren und Tumorzellen zu zerstören vermögen.

Grundsätzlich besitzt ein trainierter Organismus aufgrund der in Kapitel 3 beschriebenen Adaptationsmechanismen eine größere Abwehrkraft und ein stabileres Gesundheitsverhalten als ein untrainierter (Abb. 14).

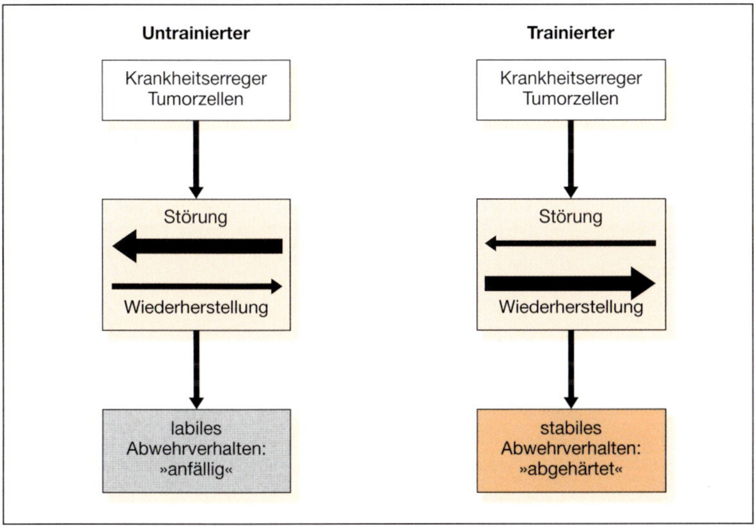

Abb. 14
Labiles und stabiles Abwehrverhalten in Abhängigkeit zum Trainingszustand (nach Israel, 1988).

Im **Hochleistungssport** hingegen kehren sich die Verhältnisse, insbesondere unter **Übertrainingsbedingungen**, wieder um: Hier herrscht häufig eine Abwehrunterdrückung (Immunsuppression) mit erhöhter Krankheitsneigung vor.

Nachfolgend sind nochmals die wichtigsten durch Bewegungsmangel geförderten oder hauptsächlich entstandenen Erkrankungen aufgelistet (Tab. 2):

Tabelle 2
Bewegungsmangel-erkrankungen.

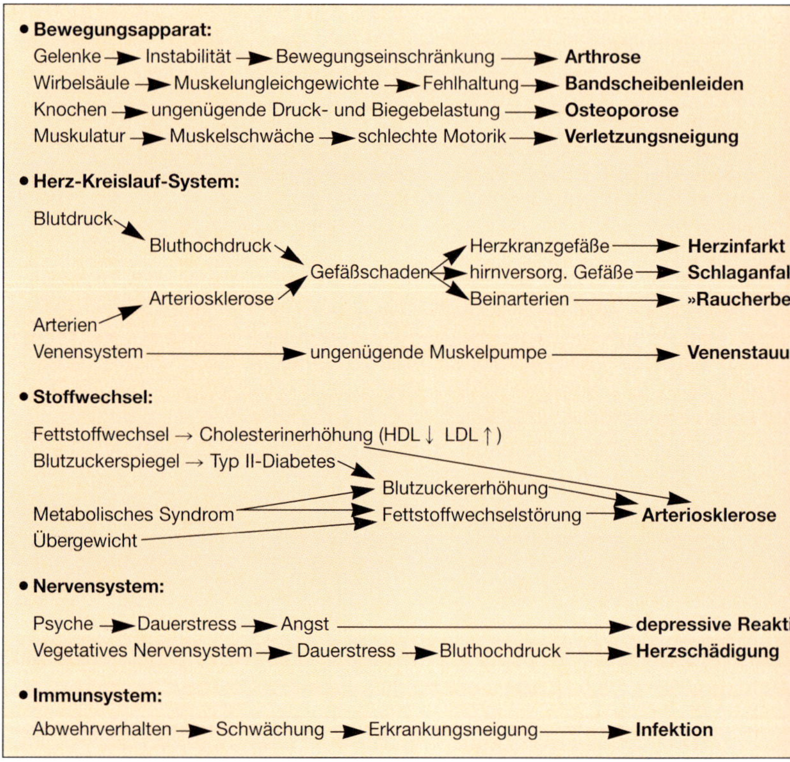

5 Lebensalter und körperliche Leistungsfähigkeit

Mit der erfolgreichen Bekämpfung der Infektionskrankheiten und der Verbesserung der hygienischen Maßnahmen stieg die durchschnittliche Lebenserwartung in den letzten 100 Jahren auf das Doppelte. So lag sie 1890 in Deutschland bei 37,5 Jahren (Frauen 39, Männer 36 Jahre), 1990 bei 75 Jahren (Frauen 78, Männer 72 Jahre). Die biologisch determinierte höchste Lebenserwartung soll bei 110 Jahren liegen. Mit dem Anstieg der Lebenserwartung haben im gleichen Maße auch die so genannten Zivilisationskrankheiten zugenommen, vorwiegend die **degenerativen Erkrankungen** des Herz-Kreislauf-Systems, der Stoffwechselorgane und des Bewegungsapparates. Denn ab dem 30. Lebensjahr setzt nach medizinischer Einschätzung ein Alterungsprozess ein, der pro Lebensdekade ca. 10% an körperlichen (!) Leistungseinbußen bedeutet. Dieser kann aber durch geeignetes Bewegungstraining abgeschwächt werden (Abb. 15).

»Körperliches Training ist die einzige wissenschaftlich gesicherte Maßnahme, alternsbedingten Leistungseinbußen von Herz, Kreislauf, Atmung, Stoffwechsel, Skelettmuskulatur und Nervensystem entgegenzuwirken.« (HOLLMANN, 1983)

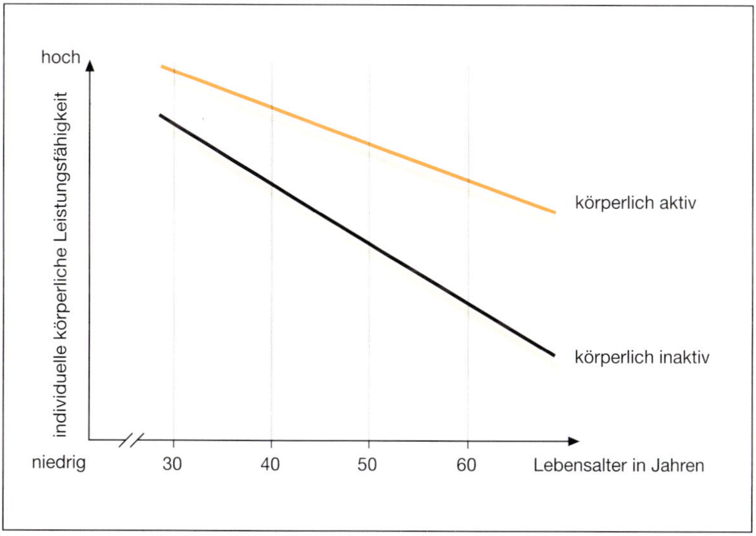

Abb. 15 Körperliche Leistungsfähigkeit in Abhängigkeit vom Lebensalter bei sportlich aktiven und inaktiven Personen (nach ISRAEL, 1988).

Abb. 16
Regionale Fettverteilung bei sportlich aktiven und inaktiven Männern im Altersverlauf (modifiziert nach ISRAEL und KRAFT, aus ISRAEL, 1995).

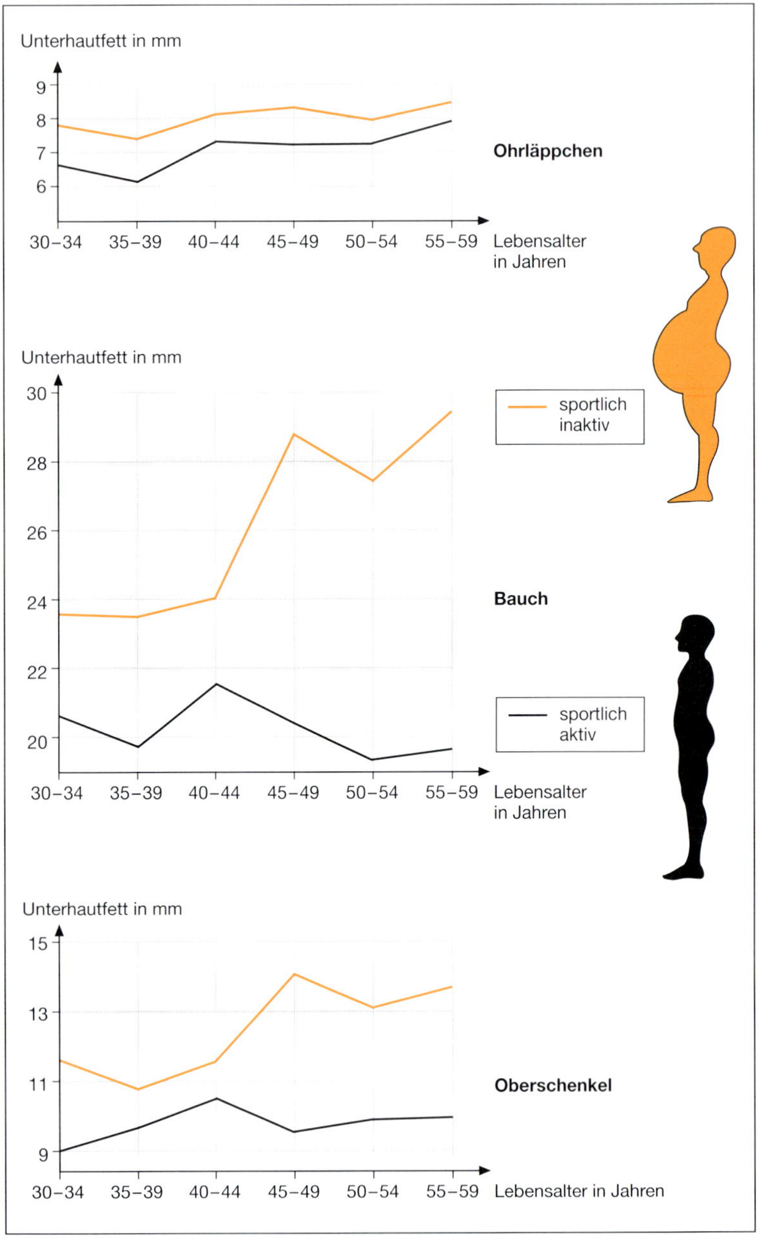

Verschiedene Forschergruppen (u. a. PAFFENBARGER, 1986; HEYDEN, 1988) kamen zu dem Schluss, dass auch die Lebenserwartung selbst durch regelmäßiges körperliches Training positiv beeinflussbar ist. So liegt dadurch z. B. die Wahrscheinlichkeit, das 80. Lebensjahr zu erreichen, bei aktiven Personen um 10% höher als in der inaktiven Vergleichsgruppe.
Der Alterungsprozess stellt einen mehr oder minder großen organischen Funktionsverlust dar, der im Wesentlichen auf eine Verminderung von Größe und Zahl der Organzellen zurückzuführen ist. Gleichzeitig zeichnet er sich durch eine vermehrte Einlagerung von »wertlosen« Fettzellen aus.
Betrachtet man alleine die Fetteinlagerung bei alternden Menschen, so wird auch hier belastungsabhängig ein gravierender Unterschied deutlich: Während sportlich inaktive Männer vermehrt Fett im Bereich der vorderen Bauchregion einlagern, so ist dieses Phänomen bei sportlich aktiven nicht feststellbar (Abb. 16). Da diese besondere Form der Fetteinlagerung nicht nur kosmetisch, sondern auch auf den Stoffwechsel (s. Metabolisches Syndrom) und die Wirbelsäule negative Auswirkungen zeigt, stellt sie eine Risikodisposition dar, die es durch geeignete Trainingsformen zu vermeiden gilt (s. Ausdauertraining).
Grundsätzlich lassen sich nach dem 30. bis 35. Lebensjahr alterungsbedingte und bewegungsmangelbedingte Einbußen der Leistungsfähigkeit (»Vitalität«) nicht genau trennen, was für die Praxis letztendlich aber unbedeutend ist, denn beide, meist in Kombination auftretenden Formen der muskulären und organismischen Leistungsminderung sprechen auf ein zielgerichtetes Bewegungstraining gut an.

6 Die Chance der Jugend

Die in den letzten 50 Jahren sich zunehmend verändernden Lebensumstände im gesellschaftlichen, familiären und schulischen Bereich haben neben dem Einfluss der Medizin auf eine höhere Überlebensrate bei frühkindlichen Erkrankungen zu einer Veränderung im Spektrum körperlicher und vor allem seelischer Erkrankungen im Kindes- und Jugendalter geführt.

Zugenommen haben in dieser Altersgruppe eindeutig:

- **Bewegungsmangelkrankheiten**
  - Haltungsschwäche
  - Übergewicht
- **Seelisch-körperliche (psychosomatische) Störungen**
  - Magersucht (Anorexia nervosa)
  - Fresssucht (Bulimia nervosa)
- **Primär seelische Erkrankungen**
  - Zwangsstörung
  - Angsterkrankung
  - Depression
  - Suizid
- **Seelisch-soziale (psychosoziale) Störungen**
  - Alkohol- und Drogenkonsum
  - Gewaltbereitschaft
  - Kriminalität

Obwohl die Wurzeln dieser Erkrankungen bzw. Störungen vielfach nicht allein im Bewegungsmangel zu suchen sind, wirkt sich hier dennoch eine regelmäßige sportliche Belastung im Sinne einer **anpassungsbedingten Harmonisierung von Körper und Seele** positiv aus (s. Kapitel 3). Hier ist auch ein in den höheren Lebensjahrzehnten im Gesundheitstraining nicht unbedingt erforderlicher Wettkampfcharakter kein Nachteil, da er eine Ventilfunktion für den im Kindes- und Jugendalter erhöhten Bewegungs- und Behauptungsdrang darstellt. Dieser **erhöhte Bewegungsdrang** steht in einer direkten Konkurrenz zur **großen kindlichen Neugierde** auf die reizüberflutenden Angebote der Massenmedien, der Computerspiele usw. Erschwerend kommt häufig noch eine missverstandene Liberalität unserer Gesellschaft hinzu, die – überspitzt formuliert – die Einrichtung von Raucherzimmern in Schulen für wichtiger hält als die notwendige Erhöhung der Sportstunden.

Das Kindheits- und Jugendalter bietet die größte Chance, den natürlichen Bewegungstrieb mit einem gesunderhaltenden Bewegungsbewusstsein zu koppeln.

In Abänderung eines häufig verwendeten Sprichwortes gilt:
Was Hänschen nicht lernt, lernt Hans nur noch schwer, manchmal nie mehr!
Kinder und Jugendliche besitzen nicht nur ein moralisches Recht auf eine ungestörte körperliche und geistige Entwicklung, sondern es bestehen auch per Gesetz zahlreiche Rechtsvorgaben. So sei neben dem Grundrecht an die Erklärung der UNESCO von 1965 erinnert:
»Unabhängig von seinem angestrebten Platz in der Gesellschaft braucht jedes Individuum während seiner Kindheit eine ausgeglichene Entwicklung seiner intellektuellen, körperlichen, moralischen und ästhetischen Fähigkeiten, die in Ausbildungsrichtlinien und Stundenplänen berücksichtigt werden müssen.«
Die derzeit rückläufige Entwicklung der Sportstunden an den Schulen ist aus diesen Gründen nochmals zu überdenken. Ebenso sollte die Thematisierung der menschlichen Entwicklung und Gesundheit im Biologieunterricht unbedingt eine höhere Bedeutung erhalten, da dieser derzeit letztendlich der – zweifellos sinnvollen – Vererbungslehre von Erbsenpflanzen und Fruchtfliegen einen in diesem Zusammenhang überhöhten Stellenwert zumisst. Die aufgeführte Problematik erfordert ein neues Verständnis bei Politikern, Lehrern, Eltern, Vereinstrainern, Kindern/Jugendlichen und auch Ärzten.
Für die hohe Bedeutung eines möglichst früh begonnenen sportlichen Bewegungstrainings sprechen beispielhaft folgende Beobachtungen:

- Die Wahrscheinlichkeit, dass sportlich trainierte Kinder im Alter an einer Kalksalzverarmung des Knochens (Osteoporose) mit der Sekundärfolge einer erhöhten Knochenbruchneigung erkranken, ist signifikant verringert (Viidik, 1980).
- Ein stabiles Muskelkorsett besitzt eine gute Schutzfunktion gegen Überlastungen und Erkrankungen des wachsenden Bewegungsapparates (Thiel, 1985). So treten bei Untrainierten durch Sprünge von 60 bis 80 cm Höhe (z. B. beim Verlassen des Schulbusses) pro Bein Kraftspitzenwerte auf, die das bis zu 10fache des Körpergewichts ausmachen. Bei trainierter Beinmuskulatur reduziert sich diese Belastung um 50% (Schmidtbleicher, Gollhofer, 1982).
- Schüler mit regelmäßiger sportlicher Aktivität (nicht Leistungssportler) zeigen eine Verbesserung der Infektabwehr (Biener, 1987).
- Sporttreibende Jugendliche weisen eine hohe psychosoziale Stabilität auf (Berndt, 1988).

Prinzipiell sind im Kindes- und Jugendalter sämtliche motorischen Qualitäten wie Ausdauer, Kraft, Schnelligkeit, Beweglichkeit und Koordination hervorragend mit altersgerechten Trainingsinhalten verbesserbar. Dies sei am Beispiel eines kindgerechten Krafttrainings dargestellt (Abb. 17).
Bereits zwei halbstündige Trainingseinheiten pro Woche über drei Monate hinweg führen zu einer signifikanten Anhebung der muskulären Kraftfähigkeiten im Vergleich zur Kontrollgruppe. Besonders interessant hierbei ist, dass – abweichend vom Erwachsenen – trotz neunmonatiger Pause zwischen den einzelnen Trainingsperioden diese erworbenen Kraftvorteile von Trainingsperiode zu Trainingsperiode erhalten bleiben!
Wie zu Beginn dieses Kapitels angeführt, ist es notwendig, über die Befriedigung des kindlichen Bewegungsdranges hinaus ein Bewusstsein für die Bewegungsnot-

wendigkeit zu schaffen, das unabhängig von den verschiedenen Facetten der sportlichen Betätigung (Gesundheits- bis Leistungssport) ein Wohlbefinden im körperlichen, geistigen und sozialen Sinne fördert.

Bei keiner anderen Altersgruppe ist die Chance höher und unsere Verantwortung größer.

Abb. 17 Trainingsbedingte Verbesserung der Kraftfähigkeiten durch ein kindgerechtes Krafttraining bei Mädchen und Jungen (8–10 Jahre), gemessen an der Sprungkraft (Jump-and-Reach-Test) (nach DIEKMANN, LETZELTER, 1987).

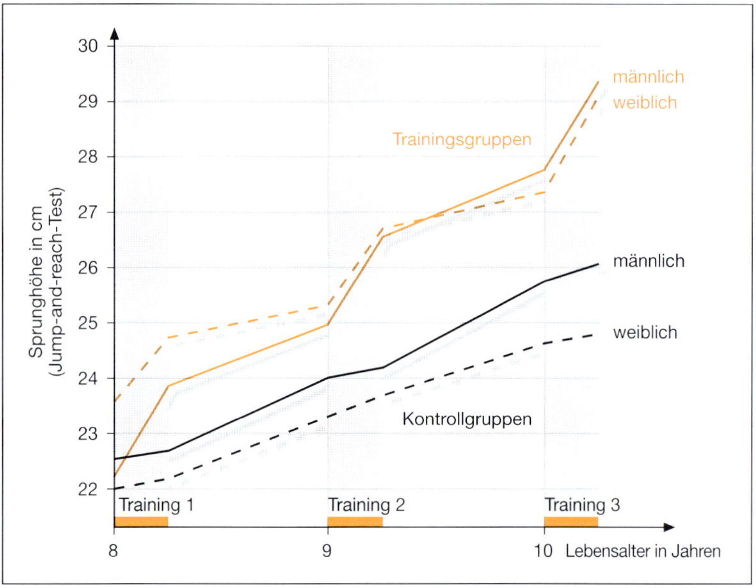

In den vorangegangenen Kapiteln sollte die biologische Notwendigkeit einer regelmäßigen körperlichen Belastung zur Gesunderhaltung und zum Wohlbefinden des Menschen begründet werden. Im Gegensatz dazu steht der mit dem technischen Fortschritt der Industrieländer einhergehende Bewegungsmangel als bedrohlicher Risikofaktor für Gesundheit und Leistungsfähigkeit. Diesen Widerspruch gilt es durch ein eigenständiges Bewegungskonzept zu durchbrechen. Hierzu ist jeder Einzelne, aber auch in besonderem Maße die Träger sozialer und politischer Verantwortung aufgerufen. Die folgenden Kapitel sollen bei der praktischen Umsetzung Hilfestellung bieten.
Bei den vorgeschlagenen Bewegungsprogrammen handelt es sich um eine bewusste Auswahl von einfachen, aber wirksamen Maßnahmen, die keiner speziellen sportlichen Vorbildung bedürfen.

7 Bewegungstraining als Gesundheitsprinzip

Betrachtet man die genetische Anlage als Samen, so bestimmt die Pflege der daraus wachsenden Pflanze deren Entwicklung. Ähnlich verhält es sich mit dem menschlichen Organismus, in unserem Beispiel mit dem Bewegungsapparat: **Regelmäßige Belastung fördert, Nichtbelastung hemmt seine Entwicklung**.

Vergleicht man die Belastungsanforderungen des heutigen Westeuropäers mit denen eines Buschmannes aus der Kalaharisteppe, der nahezu auf der Kulturstufe der Steinzeitmenschen lebt, so wird man gewaltige Unterschiede erkennen. Diese »Naturmenschen« legen täglich 10 bis 25 km zu Fuß zurück, besitzen eine hohe Ausdauer, verfügen über eine niedrige Cholesterinkonzentration im Serum und die beschriebenen Bewegungsmangelkrankheiten gibt es dort praktisch nicht (ASTRAND, 1983; JUNG, BUSSMANN, 1983). Die ständige Bewegung aus der **Überlebensnotwendigkeit** heraus und abendliche Tänze sind hier Belastungsprinzipien zur Gesunderhaltung des Körpers. Ein weiteres Belastungsprinzip ist die **körperliche Arbeit**: So weist ein Zimmermann berufsbedingt sicher eine stärkere muskuläre Ausbildung auf als z. B. ein Büroangestellter, der einen körperlich weniger belastenden Beruf ausübt und dessen Muskulatur durch die sitzende Betätigung eher abnimmt. Will Letzterer seine Muskulatur kräftigen, so muss er wiederum ein anderes Prinzip in Anspruch nehmen, nämlich das des **freiwilligen sportlichen Trainings**, in diesem Falle eines Krafttrainings.

Beim stetigen Anstieg der Bewegungsmangelkrankheiten wird ein freiwilliges sportliches Bewegungstraining nahezu zur sozialen Bewegungsverpflichtung – ohne damit aber die Freude an der Bewegung nehmen zu wollen.

Grundsätzlich lassen sich folgende sportliche Zielgruppen unterscheiden:

- **Breitensport:**
  Im Vordergrund steht die Freude an der Bewegung, dem Spiel usw. Das Training wird nicht systematisch durchgeführt, der Leistungsgedanke spielt keine wesentliche Rolle.
- **Gesundheitssport** (synonym: Bewegungstraining mit Gesundheitsziel)**:**
  Die primäre Motivation ist gesundheitlich begründet (Vorbeugung – Stabilisierung – Wiederherstellung), das Training zeigt System, die Leistung ist sekundär.
- **Leistungs- und Hochleistungssport:**
  Im Vordergrund steht die sportartspezifische Leistungsfähigkeit, das Training wird systematisch geplant, teilweise werden gesundheitliche Schäden sogar »in Kauf« genommen.

Die weitere inhaltliche Systematik dieses Buches befasst sich ausschließlich mit der zweiten Gruppe. Es soll ein Bewegungstraining vorgestellt werden, das sich an alle wendet, die

- Bewegungsmangelkrankheiten vorbeugen wollen

oder die

- bereits Risikofaktoren aufweisen (z. B. Übergewicht), aber noch nicht krank sind

oder die

- bereits krank waren und ihr Gesundheitsniveau anheben bzw. stabilisieren wollen.

Damit ist das Gesundheitstraining ein systematischer Übungsprozess zur Erhaltung, Stabilisierung bzw. Wiederherstellung der Gesundheit (Trainingsziel). Es basiert auf dem Prinzip von:
Belastung → Ermüdung → Wiederherstellung → Superkompensation (s. Abb. 5, Biologische Anpassung, und Abb. 18).

Abb. 18
Der Zyklus der Belastungsanpassung.

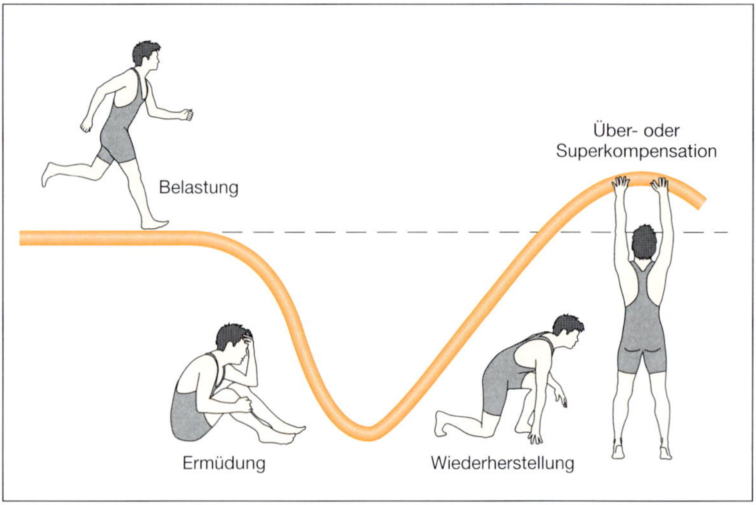

Voraussetzung für den Erfolg sind **Regelmäßigkeit** und eine **zielgerichtete, individuelle Dosierung** (Reizsetzung) des Trainings.
Vereinfacht unterscheidet man:

- **Reizintensität:**
  Stärke des einwirkenden Reizes (z. B. Laufgeschwindigkeit, Watt-Zahl am Fahrradergometer usw.)
- **Reizdauer:**
  Einwirkdauer des Reizes (z. B. Laufzeit, Fahrzeit pro Trainingseinheit)
- **Trainingshäufigkeit:**
  Zahl der Trainingsbelastungen pro Woche (z. B. 3-mal pro Woche Ausdauertraining)
- **Trainingsart:**
  Auswahl der motorischen Beanspruchungsformen (z. B. Ausdauertraining, Krafttraining usw.)

- **Trainingsmethode:**

Trainingsverfahren und Belastungsweise (z. B. Dauermethode im Ausdauertraining, Kraftgrundlagentraining im Krafttraining usw.).

Die trainingswissenschaftliche Differenzierung in verschiedene hauptmotorische Beanspruchungsformen hat sich auch im gesundheitsorientierten Bewegungstraining bewährt:

- Ausdauer
- Kraft
- Beweglichkeit
- Schnelligkeit
- Koordination

Die ersten vier werden auch als konditionelle Fähigkeiten bezeichnet.

8 Ausdauertraining

Ein Ausdauertraining im Gesundheitssinne stellt nach allen bisherigen wissenschaftlichen Erkenntnissen und Erfahrungen die herausragendste Belastungsform und -qualität im Kampf gegen die Bewegungsmangelkrankheiten dar, da es nahezu alle Funktionssysteme anspricht (Abb. 19).

Abb. 19 Ausdauerreize wirken auf nahezu alle menschlichen Funktionssysteme ein.

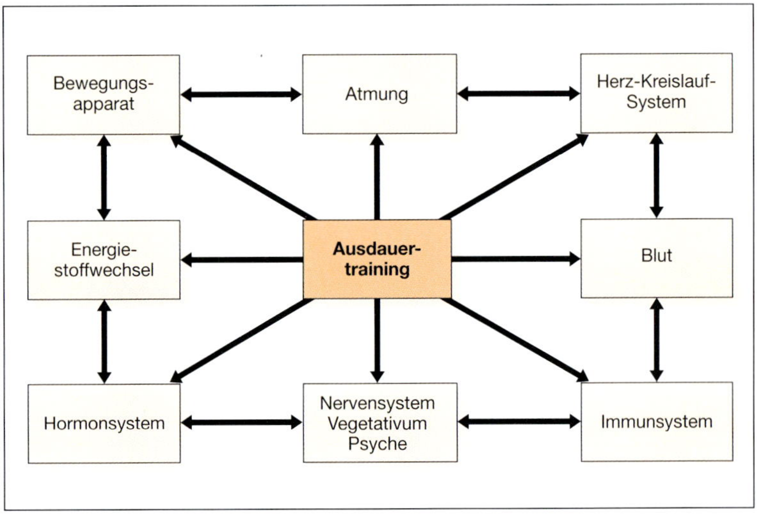

Die wichtigsten positiven Auswirkungen sind in nachfolgender Übersicht zusammengestellt (Tab. 3).

Doch was genau ist Ausdauer? Im Zusammenhang mit dem Gesundheitsziel versteht man unter Ausdauer die Fähigkeit, eine dynamische Muskelarbeit mit möglichst großer Muskelbeteiligung über einen möglichst langen Zeitraum durchhalten zu können (allgemeine Ausdauer).

Die eingesetzte Muskulatur sollte über 1/7 bis 1/6 der Körpergesamtmuskelmasse liegen, was in etwa dem Muskelanteil eines Beines entspricht, darunter spricht man von lokaler Muskelausdauer.

Nur das Training der allgemeinen Ausdauer bewirkt die globalen Adaptationsreize auf die aufgezeigten Funktionssysteme.

Herz:	• Absinken von Ruhe- und Belastungspuls • dadurch Ökonomisierung der Herzarbeit (Schoneffekt) • Verbesserung der Sauerstoffversorgung des Herzmuskels • Verminderung der Bereitschaft zu Herzrhythmusstörungen
Arterielles Blutgefäßsystem:	• Absenken überhöhten Blutdrucks • Erhaltung der Gefäßelastizität • Ausbildung von Umgehungskreisläufen • Verbesserung der Mikrozirkulation in den kleinen und kleinsten Gefäßen • Vorbeugung der Arteriosklerose
Venensystem:	• Verbesserter Blutrückfluss aus den Beinen • Vorbeugung von Krampfader- und Stauungsbeschwerden • Geringere Thromboseneigung
Lunge:	• Verbesserte Sauerstoffaufnahmefähigkeit • Verbesserte Lungenreinigung von Schmutzpartikeln und Erregern
Stoffwechsel:	• Absenken überhöhter Blutfette (Cholesterin-Triglyceride) • Verminderung der Risikodisposition über einen Anstieg des »guten« HDL-Cholesterins • Verbesserung des Zuckerstoffwechsels (Antidiabetogener Effekt) • Senkung des Übergewichts
Muskulatur:	• Erhöhung der Ausdauerleistungsfähigkeit über eine Verbesserung der sauerstoffverbrennenden (aeroben) Energiesysteme • schnellere Regeneration nach intensiven Belastungen
Nervensystem:	• beruhigende Wirkung auf das vegetative Nervensystem (Vagotonie) • Abbau von Stresshormonen (Katecholamine) • Kapazitätsausschöpfung des intellektuellen Systems • höhere sexuelle Potenz
Psyche:	• angstlösender und antidepressiver Effekt • Steigerung des Wohlbefindens • Erhöhung des Selbstbewusstseins
Immunsystem:	• Stärkung des unspezifischen Immunsystems • weniger Infektionskrankheiten • niedrigere Tumorrate

Tabelle 3
Die wichtigsten positiven Effekte eines Ausdauertrainings auf den menschlichen Organismus.

Entsprechend dieser Definition bieten sich für das Ausdauertraining im Gesundheitssinn eine Vielzahl von Sportarten an, die die individuellen Wünsche und Möglichkeiten eines jeden Menschen ansprechen sollten:
Laufen (Jogging) – schnelles Gehen (Wogging, »Power-Walking«) – langsames Gehen (Wandern, Bergwandern) – Radfahren – Rudern – Kanusport – Skilanglauf – Schwimmen – Ergometertraining (Rad, Rudern, Step, Laufband, Skilanglauf) – Rollski – Rollschuhlauf – Inline-Skating – Schlittschuhlauf usw.
Entscheidend für den Erfolg eines gesundheitsorientierten Ausdauertrainings ist die richtige Dosierung nach Trainingshäufigkeit, -dauer und -intensität. Ein Zuwenig oder Zuviel kann hier zu ungenügendem Erfolg bzw. zu Misserfolg führen (Abb. 20).

Abb. 20
Die richtige Trainingsdosis bringt den Erfolg.

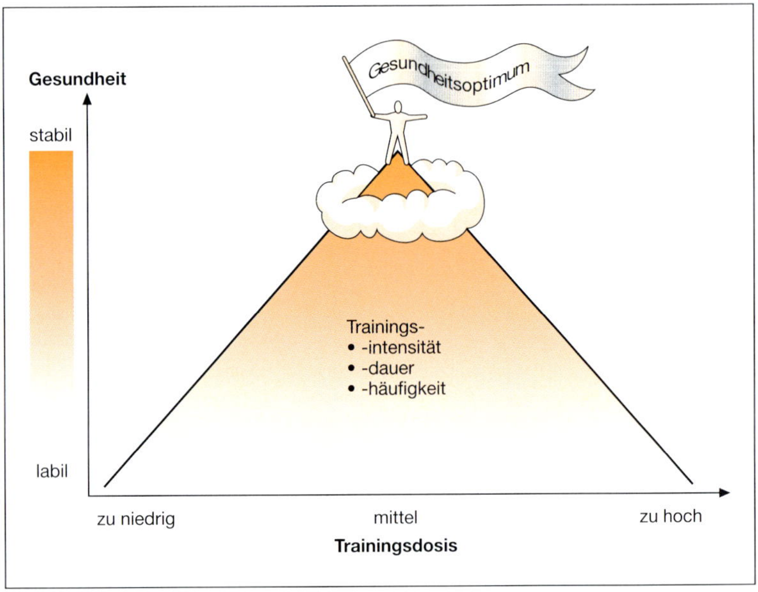

Prinzipiell beugt schon ein tägliches allgemeines Ausdauertraining von 10 Min. einem inaktivitätsbedingten Leistungsverlust des Herz-Kreislauf-Systems vor und erhält die Bewegungsökonomie der belasteten Muskulatur. Um aber wirksame Anpassungsreaktionen mit verbesserndem und langfristig stabilisierendem Charakter in sämtlichen bewegungsmangelbedrohten Systemen erreichen zu können – die Fettverbrennung setzt beispielsweise erst 10 bis 15 Min. nach Belastungsbeginn verstärkt ein – ist ein anderes Trainingskonzept notwendig, das es im Folgenden zu besprechen gilt. Bewusst wird hier ein Kompromiss zwischen Effektivität und Praktikabilität geschlossen, denn erfahrungsgemäß ist die Trainingskonsequenz im Gesundheitsbereich umso größer, je begrenzter, aber wirkungsvoller die getroffenen Trainingsmaßnahmen sind.

Trainingshäufigkeit

Im Verein mit den unten folgenden Vorschlägen zur Trainingsdauer und -intensität hat sich als Minimalanforderung ein 2-maliges Ausdauertraining pro Woche bewährt. Als optimal kann ein 3-maliges Training bezeichnet werden. Ausdauerbelastungen von 4 Tagen und mehr erhöhen zusätzlich zum Gesundheitseffekt die sportliche Leistungsfähigkeit, bergen aber insbesondere bei Trainingsanfängern oder Übergewichtigen (Laufbelastung) die Gefahr von Überlastungsschäden am Bewegungsapparat.

Trainingshäufigkeit im gesundheitsorientierten Ausdauertraining:
Minimalprogramm: 2-mal pro Woche
Optimalprogramm: 3-mal pro Woche

Trainingsdauer

Die Trainingsdauer ist im Wesentlichen von der Masse der eingesetzten Muskulatur und der Belastungsintensität abhängig. So unterscheidet sich beispielsweise das Lauftraining vom Radtraining dadurch, dass beim Laufen mehr Muskelmasse eingesetzt und das Körpergewicht aktiv getragen werden muss, während Letzteres bei der Radbelastung – zumindest in der Ebene und auf dem Fahrradergometer – in der typischen Sattelsitzposition kaum zum Tragen kommt. In Relation zum Lauftraining

Ausdauersportart	Trainingsdauer in Minuten minimal optimal	Besonderheit
Laufen (Jogging)	30–45	Voraussetzung: belastungsfähiger Bewegungsapparat
Schnelles Gehen »Wogging« – »Power-Walking«	60–75	gelenkschonend
Zügiges Gehen, Wandern	90–120	gute Fettverbrennung
Radfahren	45–60	gelenkschonend
Rudern/Paddeln	30–45	Schultergürtel-Armkräftigung
Skilanglauf	45–60	klassische Technik bevorzugen
Schwimmen	30–45	sehr guter Kreislaufeffekt
Ergometertraining	30–45 (60)	Zeit: gerätespezifisch s. Sportart
Rollski	45–60	»Freie Technik«: hohe Technikanforderung
Rollschuhlauf, Inline-Skating, Schlittschuhlauf	45–60	Schutzbekleidung

Tabelle 4
Gesundheitsorientiertes Ausdauertraining: Sportarten, unterschiedliche Belastungszeiten im Minimal- und Optimalbereich und ihre Besonderheiten (berücksichtigt werden dabei: Energieumsatz, Belastungsprofile und Praktikabilität).

muss daher für die Radbelastung eine längere Einwirkdauer des Trainingsreizes (Trainingszeit) angesetzt werden. Ähnlich verhält es sich bei den anderen verschiedenen Möglichkeiten der Ausdauerbelastung, z. B. liegt die minimale Trainingsdauer für schnelles Gehen mit 60 Min. doppelt so hoch wie die Laufzeit (30 Min.), das heißt, die niedrigere Trainingsintensität muss mit einer längeren Belastungsdauer ausgeglichen werden (s. a. Trainingsintensität, intensitätsabhängige Zielsetzung). Tabelle 4 gibt die unterschiedlichen Belastungszeiten (minimal – optimal) für unterschiedliche Ausdauerbelastungsformen an.

Trainingsintensität

Die Trainingsintensität, also die Höhe der Belastung (Lauf- oder Fahrgeschwindigkeit, Wattangabe am Ergometer), bestimmt im Wesentlichen die anzusprechenden Zielorgane, Stoffwechselsysteme und die Ermüdungstiefe am Belastungsende.
Ein Ausdauertraining im Gesundheitssinne sollte bei 60–85% der maximalen Ausdauerleistungsfähigkeit liegen. Diese Intensität entspricht der sogenannten **aeroben Ausdauerleistung**. Der Begriff aerob (aus dem griechischen aer = Luft) bezeichnet den muskulären Energiestoffwechsel, der **unter Sauerstoffbedingungen** Zucker

Abb. 21 Aerober und anaerober Energiestoffwechsel in Abhängigkeit von der Belastungsintensität.

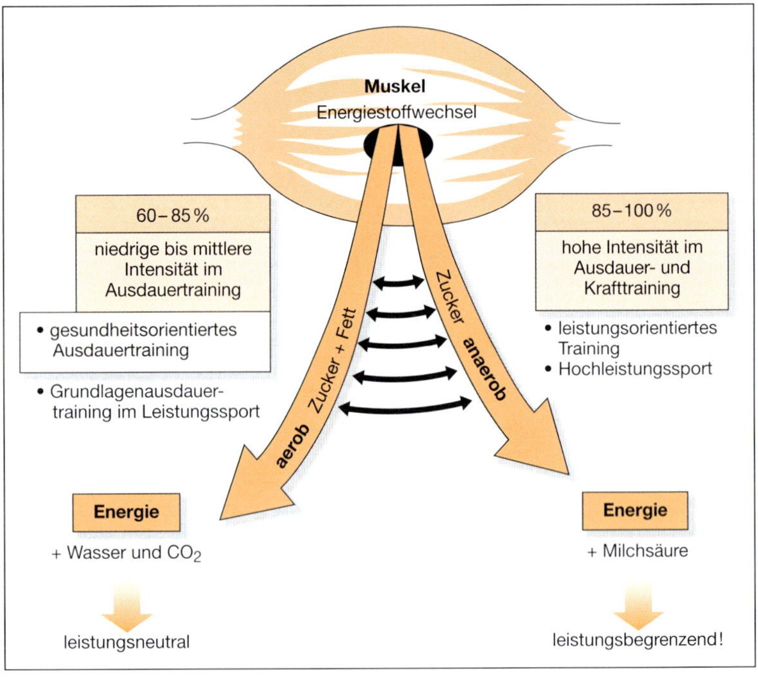

und Fette unter Freisetzung von Wasser und Kohlendioxid in Energie umwandelt. Dazu werden das Herz-Kreislauf-System, die Lunge und das Blut unter Steuerung durch das Hormon- und Nervensystem als wichtigste Zubringersysteme für Sauerstoff- und Energiesubstrate benötigt. Somit beansprucht aerobes Ausdauertraining in komplexer Weise alle angesprochenen biologischen Systeme (Abb. 21 links).
Im Gegensatz dazu steht der so genannte **anaerobe (sauerstofflose) Energiestoffwechsel**, der bevorzugt bei Belastungsintensitäten von 85–100% der maximalen Leistungsfähigkeit zum Tragen kommt. Wird dieser Stoffwechselweg im Training vermehrt beansprucht, so kommt es zum Auftreten von Ermüdungsstoffen wie Milchsäure (Laktat), die in Abhängigkeit von Belastungstiefe und -zeit die muskuläre Leistungsfähigkeit begrenzen (»Übersäuerung«) und die Regenerationszeit bis zur vollständigen Wiederherstellung der Leistungsfähigkeit verlängern (Abb. 21 rechts). Synonym bezeichnet man diesen Stoffwechselweg auch anaerob laktazid. In Tabelle 5 werden die positiven Auswirkungen eines aeroben Ausdauertrainings den negativen eines anaeroben Trainings gegenübergestellt.

Tabelle 5 Gesundheitsorientiertes Ausdauertraining: pro aerob, kontra anaerob.

Vorteile eines **aeroben** Trainings	Nachteile eines **anaeroben** Trainings
• Zucker und Fette als Verbrennungssubstrat	• nur Zucker als Verbrennungssubstrat
• Wasser und Kohlendioxid als harmlose, nicht leistungsbegrenzende Abfallprodukte	• Milchsäure und andere »Ermüdungsstoffe« als leistungsbegrenzende Stoffwechselabfälle
• kurze Regenerationszeit	• lange Regenerationszeit
• gute Anpassung von Herz, Gefäß-, Blut- und Atmungssystem	• Gefahr der Überforderung des Herz-Kreislauf-Systems
• niedrige Stressbelastung	• hohe Stressbelastung
• Stärkung des Immunsystems	• mögliche Schwächung des Immunsystems

Ein gesundheitsorientiertes Ausdauertraining ist ein aerobes Training!

Innerhalb des relativ breiten Spektrums der aeroben Ausdauer lassen sich nach energetischen und trainingswirksamen Gesichtspunkten verschiedene Schwerpunktbereiche abgrenzen (Abb. 22), wobei aber die Übergänge fließend sind.
60–70% der maximalen Ausdauerleistung (z. B. zügiges Gehen, Wandern):
- starker Fettverbrennungsimpuls
- gute Gefäßwirkung
- geringe Herzbelastung

70–80% der maximalen Ausdauerleistung (z. B. schnelles Gehen, Wogging, Trab):
- bevorzugte Fettverbrennung
- gute Herz-Kreislauf-Wirkung
- Anspringen der regulativen Systeme

80–85% der maximalen Ausdauerleistung (z. B. Dauerlauf, Jogging):
- gemischte Zucker-Fettverbrennung
- sehr gute Herz-Kreislauf-Wirkung
- Verbesserung der Atemregulation

Unter 50–60% besteht keine sichere globale Trainingswirksamkeit mehr. Oberhalb von 85% setzen leistungsorientierte Anpassungen ein, die die Gesundheitsstabilität nicht mehr verbessern, sondern schlimmstenfalls (Übertraining) sogar zu verschlechtern vermögen.

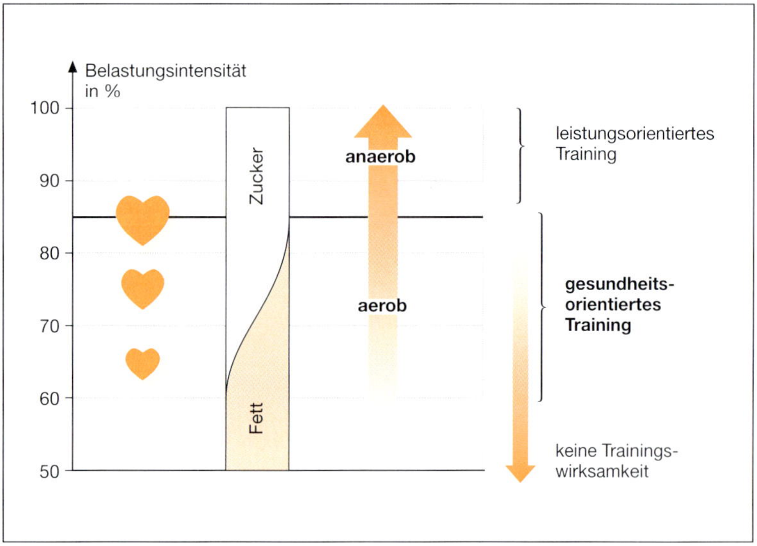

Abb. 22 Aerobe Belastungsintensität und Trainingsreiz am Beispiel der Herz-Kreislauf-Wirksamkeit und der Verbrennungssubstrate Zucker und Fett.

Steuerung der Trainingsintensität

Um den gewünschten aeroben Trainingsbereich zu treffen, ist eine grobe, aber für den Gesundheitsbereich ausreichende Intensitätssteuerung mit folgenden Methoden möglich:
- subjektives Belastungsempfinden
- Atemkontrolle
- Pulsfrequenzmessung.

Auf blutchemische Bestimmungen, wie die der Milchsäure (Laktat), des Harnstoffs usw., die im Leistungssport Routine sind, kann hier verzichtet werden. Sie sind im Gesundheitsbereich der sportmedizinischen Notwendigkeit und damit der Entscheidung und Beurteilung durch den Arzt vorbehalten.

Subjektives Belastungsempfinden

Ausgehend von einer 5-stufigen Bewertungsskala (s. Tab. 6) sollte das subjektive Gefühl der Belastungstiefe bei **leicht (z. B. zügiges Gehen) bis mittel (z. B. Laufen)** liegen.

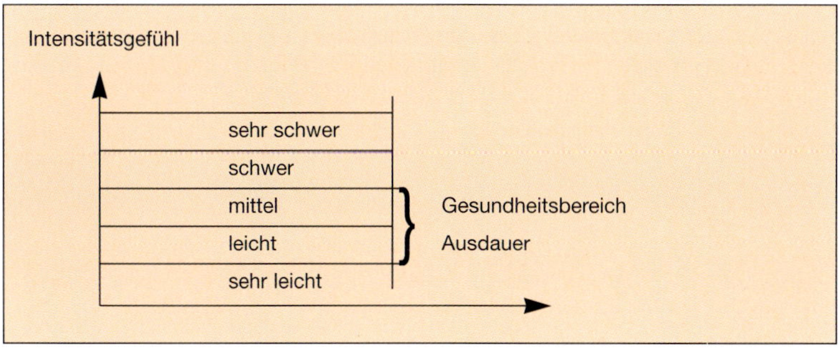

Tabelle 6
Skala der subjektiven Belastungsempfindung.

In jedem Fall sollte man sich während der gesamten Belastung »wohl fühlen«.

Atemkontrolle

- Eine **ruhige tiefe Atmung** während der Belastung (»Sauerstoffatmung«) zeigt den richtigen aeroben Intensitätsbereich an. Eine oberflächliche hechelnde Atmung ist Ausdruck einer zu hohen Belastungsintensität (anaerober Bereich).
- Solange die **Einatmung durch die Nase** (Ausatmung durch den Mund) eine ausreichende Atemventilation gestattet, liegt die Intensität richtig.
- Die Höhe der Belastungsintensität sollte noch ein **Sprechen ganzer Sätze** ermöglichen (Sprechtest).
- Speziell zur Festlegung der Laufbelastungsintensität kann zur Kontrolle der so genannte **4-Schritt-Atemrhythmus** eingesetzt werden: 4 Schritte Einatmen – 4 Schritte Ausatmen.

Pulsfrequenzmessung

Die Messung der Herzfrequenz (Puls) zur Steuerung der Belastungsintensität ist ein im Gesundheits- wie im Leistungssport häufig praktiziertes Verfahren, das gut einsetzbar ist, wenn man die von äußeren und inneren Bedingungen abhängige Frequenzstreubreite berücksichtigt.
Beispiele **äußerer Einflüsse** auf das Pulsfrequenzverhalten:

Erhöhung:	Hitze (> 22 °C)
	hohe Luftfeuchtigkeit (> 80%)
	Höhe (> 1800 m ü. d. M.)
Erniedrigung:	Schwimmen (Tauchreflex)
	Medikamente (Beta-Blocker)

Beispiele **innerer Einflüsse** auf das Pulsfrequenzverhalten:

Erhöhung: angeborene Hochpulslage (selten)
weibliches Geschlecht (die Pulsfrequenz liegt im Durchschnitt 5% höher als bei Männern)
Erkrankungen (Anämie, Infekte, Schilddrüsenüberfunktion usw.)

Erniedrigung: angeborene Niederpulslage (selten)
Ausdauerleistungssport (Langstrecke)
zunehmendes Alter
Erkrankungen (Koronare Herzerkrankung)

Bei der Verwendung von Pulsregeln sollte in jedem Falle der zunehmende Abfall der Belastungsherzfrequenz mit zunehmendem Alter Berücksichtigung finden.

Eine zentrale Rolle besitzt deshalb die auf der Basis fahrradergometrischer Belastungen ermittelte **Faustregel nach Hollmann**, 1983:

Trainingspulsfrequenz pro Minute für ein bevorzugt aerobes Ausdauertraining = 180 minus Lebensalter

Beispiele: Eine 60-jährige Person trainiert im Pulsbereich um 120/Min., eine 35-jährige um 145/Min., eine 20-jährige um 160/Min.

Bei der praktischen Umsetzung sollten aber folgende Gesetzmäßigkeiten Beachtung finden:

- Unterschiedliche Trainingsmittel (Rad, Ski, Rollschuhe usw.) und die einzelnen Sportarten (schnelles Gehen, Laufen, Radfahren, Schwimmen usw.) stellen unterschiedliche Anforderungen an Intensität, Muskelmasse, Herz-Kreislauf-System usw., die es modifizierend auszugleichen gilt.
  So lassen sich als ausdauersportartspezifische Zielpulse genaue Angaben mit den entsprechenden Korrekturen nach oben oder unten machen (siehe Tab. 7).
- Die errechnete aerobe Trainingsintensität soll keinen strikt einzuhaltenden Pulswert vorgeben, sondern den Mittelwert eines Trainingsbereiches, um den sich das Training bewegt. Es hat sich bewährt, dem errechneten Pulswert je 5 Schläge nach oben und unten zuzugeben (Abb. 23). In hügeligem Belastungsgelände kann dies auch – insbesondere nach unten – mehr sein (10–15 Schläge, z. B. bei Rad- oder Skilanglaufbelastungen). 85% der gesamten Trainingsdauer sollte sich die Pulsfrequenz allerdings im gewünschten Trainingsbereich ± 5 bewegen.

Die Grafik in Abb. 24 präsentiert das Grundsportartenspektrum des aeroben Ausdauertrainings im Gesundheitssinne nach Puls- bzw. Intensitätsvorgaben (Prozent zur Maximalbelastung) in Abhängigkeit vom Lebensalter.

Beispiele: 45-jähriger Läufer: Puls 145/Min.
45-jähriger Radler: Puls 135/Min. usw.

Radfahren Ergometertraining (Ausnahme Laufband): – Fahrradergometer – Ruderergometer – Step-Gerät Rollski Skilanglauf (freie Technik)	Trainingspuls = 180 minus LA pro Min.
Rudern / Paddeln Skilanglauf (klassische Technik)	Trainingspuls = [180 minus LA] + 5 pro Min.
Laufen Laufband	Trainingspuls = [180 minus LA] + 10 pro Min.
Schwimmen Inline-Skating Rollschuhlaufen Schlittschuhlaufen	Trainingspuls = [180 minus LA] – 10 pro Min.
Schnelles Gehen Bergwandern	Trainingspuls = [180 minus LA] – 20 pro Min.
Zügiges Wandern	Trainingspuls = [180 minus LA] – 30 pro Min.

Tabelle 7
Zielpulse im aeroben Ausdauertraining in Abhängigkeit von Sportart und Trainingsmittel (LA = Lebensalter).

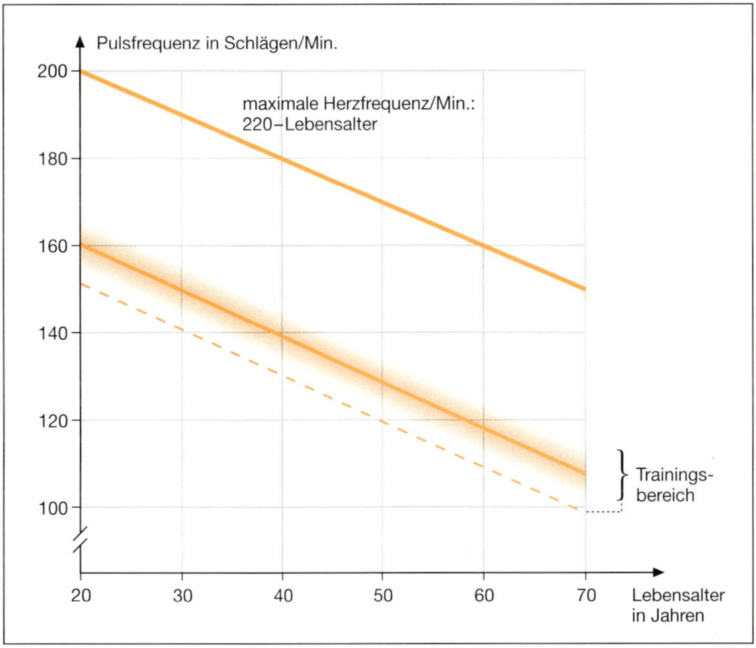

Abb. 23
Trainingsbereich nach Pulsregel in Abhängigkeit vom Lebensalter.

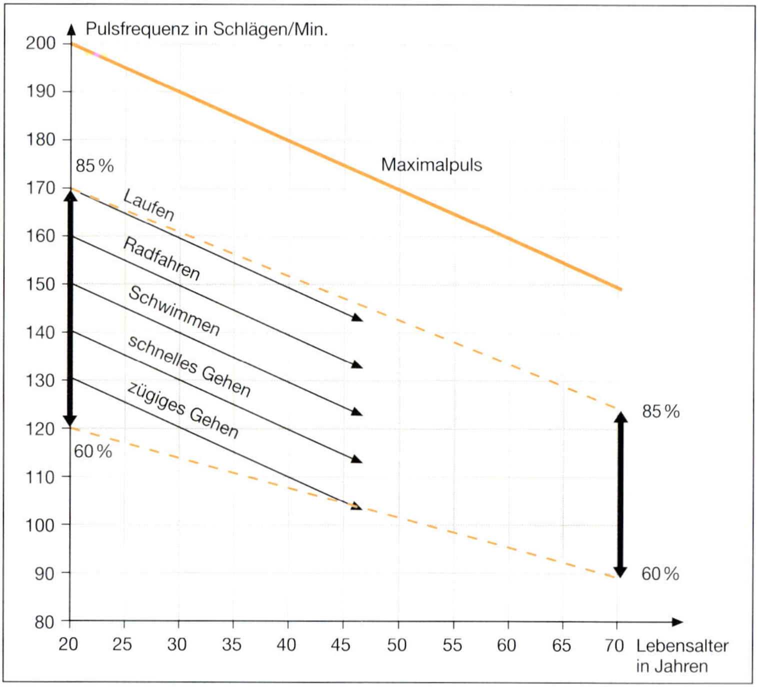

Abb. 24 Intensitäts- und altersbedingte Pulsvorgaben bei verschiedenen Gesundheits-Ausdauerbelastungen. Lediglich zügiges Wandern weicht ca. ab dem 45.–50. Lebensjahr vom vorgegebenen Intensitätsbereich etwas nach unten ab.

Der Vollständigkeit halber sei alternativ noch die **Karvonen-Formel** (Karvonen, Vuorimaa, 1988) zur Errechnung des Trainingspulses angeführt, die individuelle Faktoren wie Ruheherzfrequenz mitberücksichtigt:

Trainingspulsfrequenz pro Minute = Ruhepuls + [(Maximalpuls – Ruhepuls) × Intensität] für ein aerobes Ausdauertraining

- Ruhepuls:
  morgendliche Bestimmung (liegend)
- Maximalpuls:
  220 – LA für Radfahren, 230 – LA für Laufen;
  oder Maximaltest mit ansteigender Belastung über 5 Min. bis zur maximal möglichen Belastung (Achtung: Risiko bei unklarer Herzbelastungsfähigkeit!)
- Intensität:
  Vorgabe der Belastungsintensität in Prozent (60–85%)

Beispiel:
40-jährige Person, Ruhepuls 60/Min., Maximalpuls 180/Min., Radtraining mit 70% projektiert.
Trainingspulsfrequenz = 60 + [(180 – 60) × 0,7] = 144/Min.

Beurteilung
Grundsätzlich ist die Faustregel nach Hollmann mit den entsprechenden sportartspezifischen Modifizierungen aufgrund ihrer Einfachheit und Praktikabilität für den Gesundheitsbereich ausreichend und empfehlenswert. Bei Personen mit Neigung zu Hoch- oder Niederpulslage und für eine noch genauere Intensitätssteuerung ist die Karvonen-Formel bevorzugt zu empfehlen.

Bei niedrig dosierten Ausdauerbelastungen – wie zügigem Wandern – und gutem Körpergefühl genügt die Intensitätssteuerung mittels subjektivem Belastungsempfinden und Atemkontrolle. Bei höheren Belastungen – wie Laufen – und hoher Motivation empfiehlt sich die Pulsfrequenzkontrolle.

Pulsmessung

Die Bestimmung der Herzfrequenz ist grundsätzlich über die Messung der Pulswelle an den großen Körperschlagadern möglich. Sie wird immer pro Minute angegeben. Bevorzugte Messpunkte sind die Handgelenks- bzw. Halsschlagader (siehe Abb. 25). Dies bereitet für die Bestimmung der Ruhefrequenz, die morgens im Bett oder tagsüber nach 5- bis 10-minütiger Liegephase gemessen wird, keine Schwierigkeit: Zählen der Pulsschläge über 15 Sek., erhaltenen Wert mit 4 multiplizieren = Pulsfrequenz pro Minute.
Schwierig, meist unmöglich gestaltet sich diese Form der Pulsmessung während der Belastung. In der Regel muss die sportliche Aktivität kurz unterbrochen und sofort über 10 Sek. die Pulsaktion gemessen und mit 6 multipliziert werden. Die Reduzierung der Messzeit berücksichtigt den beim Belastungsstop spontan eintretenden Pulsabfall, die Messung ist hier nur noch an der Halsschlagader sicher. Eine zu starke Druckbelastung dieser Arterie sollte aber unbedingt vermieden werden, um nicht herzfrequenz- und blutdrucksenkende Mechanismen (Karotis-Sinus-Reflex) auszulösen. Der gemessene Wert liegt aufgrund des oben beschriebenen schnellen

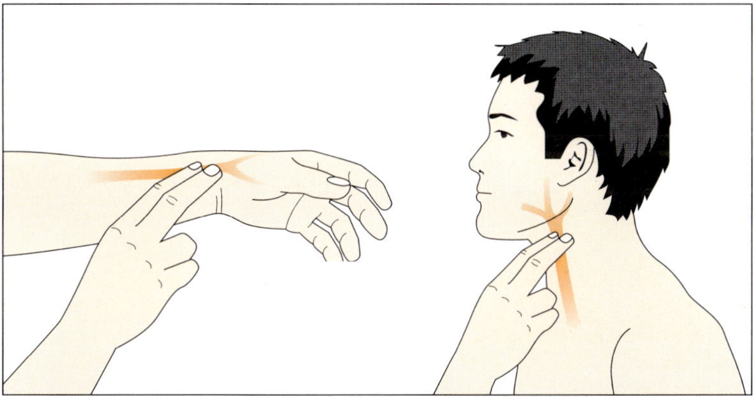

Abb. 25
Handgelenks- und Halsschlagader dienen der Puls- bzw. Herzfrequenzmessung.

Pulsabfalles ca. 5–10 Schläge niedriger als der tatsächliche Belastungspuls. Nicht nur aus diesem Grund, sondern auch aus Praktikabilitätsgründen (keine Belastungsunterbrechnung nötig) empfiehlt sich dem motivierten und/oder älteren und/oder risikobelasteten Gesundheitssportler die Verwendung eines **Pulsmessgerätes**.

Die Pulsmessung erfolgt hier mittels Ableitung der Herzfrequenz vom unteren vorderen Brustkorbbereich über ein drahtloses Sendeprinzip auf eine Pulsuhr, die am Handgelenk getragen wird, aber auch am Radlenker usw. befestigt werden kann (Abb. 26). Pulsober- und -untergrenze können individuell mit optischer und akkustischer Kontrolle eingestellt werden, so dass eine genaue Einhaltung des projektierten Intensitätsbereiches gewährleistet ist.

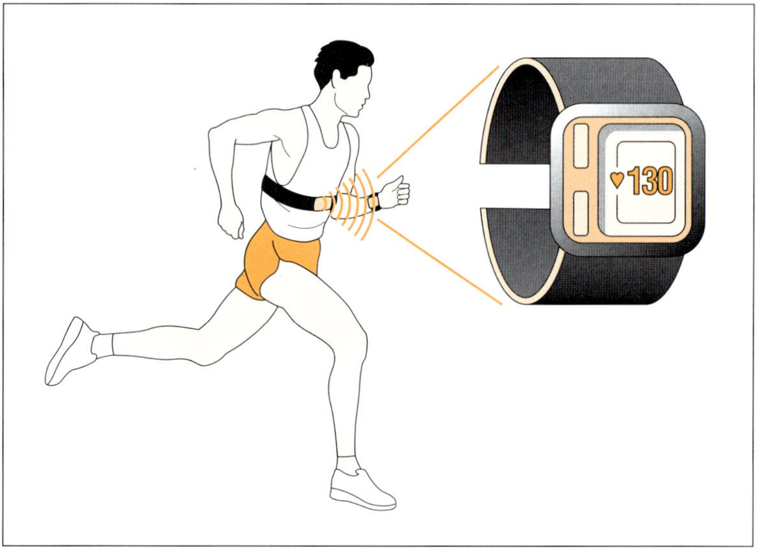

Abb. 26
Pulsmessgerät mit drahtloser Frequenzübermittlung.

Trainingsmethode

Ein gesundheitsorientiertes Ausdauertraining sollte immer nach dem Prinzip der **Dauermethode** angelegt sein. Diese beinhaltet eine kontinuierliche Dauerbelastung mit gleichbleibender bis leicht wechselnder Intensität (Fahrtspiel) (Abb. 27).

Bei Freiluftausdauerbelastungen wie Laufen, Radfahren oder Skilanglaufen ist die Streckenwahl entsprechend flach, leicht wellig oder leicht ansteigend zu treffen. Intervallbelastungen, Endspurts oder häufige Pausen arbeiten der Trainingswirksamkeit im Gesundheitsbereich entgegen.

Die folgende tabellarische Übersicht zum gesundheitsorientierten Ausdauertraining fasst die wesentlichsten Trainingsparameter nochmals zusammen (Tab. 8).

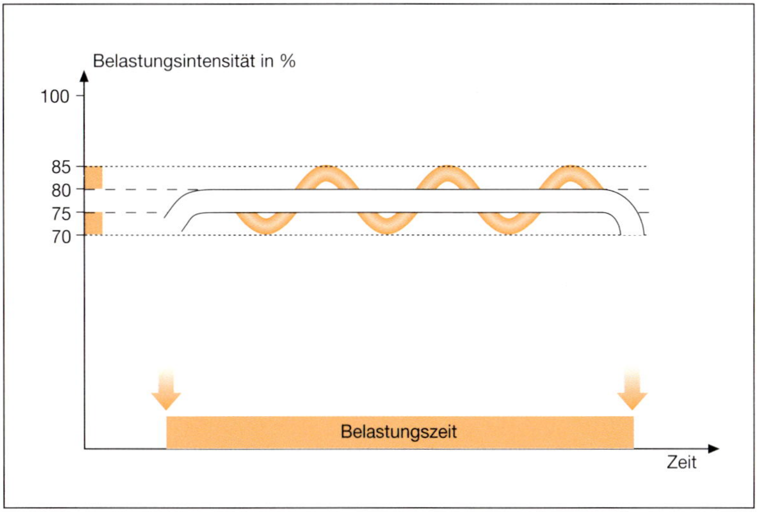

Abb. 27
Beispiel einer kontinuierlichen Dauermethode (weiß) und eines Fahrtspiels (orange).

• Trainingshäufigkeit:	2 bis 3-mal/Woche
• Trainingsdauer:	in Abhängigkeit von der Sportart: 30 (Laufen) – 90 (zügiges Gehen) Min.
• Trainingsintensität: – Belastungsempfinden: – Atemkontrolle: – Puls:	60–85% der Maximalleistung leicht bis mittel ruhige tiefe Atmung [180 – Lebensalter] ± Korrekturpuls
• Trainingsmethode:	Dauermethode: – kontinuierlich – Fahrtspiel

Tabelle 8
Die wichtigsten Parameter zur Dosierung des gesundheitsorientierten Ausdauertrainings.

Praktische Tipps

- Kein Training bei fieberhaften Erkrankungen!
- Bei unklaren Befindensstörungen, bei Erkrankungen und ab dem 40. Lebensjahr ist eine Sporteignungsuntersuchung beim Arzt empfehlenswert (s. Kapitel 15).
- »Aufwärmen« (z. B. 5-minütiges Eingehen, Einfahren usw.) und
- »Abwärmen« (z. B. 10-minütiges Ausgehen, Ausfahren, Stretching) nicht vergessen (s. Kapitel Krafttraining)!
- Der Trainingsanfänger sollte zunächst unterdosiert mit nur langsamer Steigerung von Häufigkeit, Dauer und Intensität trainieren, um den Körper im Verlauf von 4 bis 6 Wochen an die Belastung zu gewöhnen.

- Es ist nie zu spät, ein Trainingseinstieg ist auch in höherem Lebensalter (>60 Jahre) möglich und sinnvoll.
- Regelmäßigkeit ist das Zauberwort des Trainingserfolgs.
- Freude und Wohlbefinden durch Bewegung sind die Garanten der Regelmäßigkeit.

Der Übergang von einem krankheitsvorbeugenden (präventiven) Ausdauertraining in ein sportlich orientiertes Training ist mit stufenweiser Erhöhung von Häufigkeit, Dauer und Intensität (Reihenfolge beachten!) gut möglich (Abb. 28).

Abb. 28 Stufenweiser Übergang eines präventiv orientierten in ein sportlich orientiertes Programm.

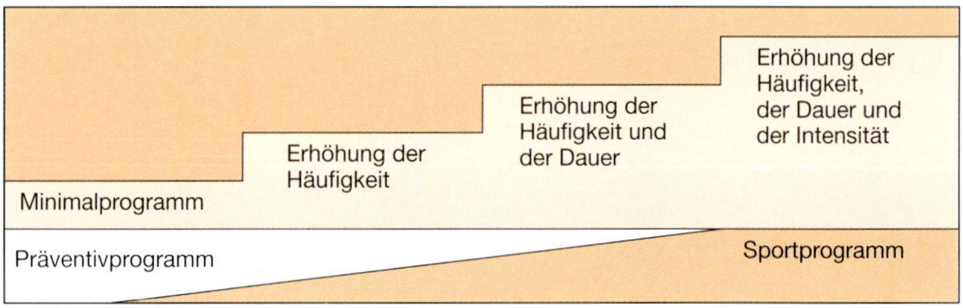

Leistungskontrollen

Grundsätzlich sind im Gegensatz zum Leistungssport im Gesundheitsbereich keine leistungsdiagnostischen Kontrollen im Sinne von trainingssteuernden Maßnahmen erforderlich, der Leistungsgedanke ist hier sekundär. Allerdings empfehlen sich ärztliche Kontrolluntersuchungen zur Feststellung der Belastungstauglichkeit bei:

- Trainingsbeginn über dem 4. Lebensjahrzehnt
- jährlich bei über 40-jährigen
- Erkrankungs- bzw. Risikodisposition (z. B. überhöhte Blutfettwerte, labiles Blutdruckverhalten, familiäre Krankheitsbelastung usw.) unabhängig vom Lebensalter
- nach bereits durchgemachten schweren Erkrankungen (z. B. Herz-Kreislauf-System)
- Unregelmäßigkeiten des Pulsverhaltens im Trainingsprozess, z. B. inadäquater Anstieg des Ruhe-, Belastungs- und Nachbelastungspulses.

Im Gesundheitstraining ist die ärztliche Sporttauglichkeitsuntersuchung wichtiger als die Leistungskontrolle.

Einen groben Anhaltspunkt für eine gute bis sehr gute Trainingsadaptation im aeroben Ausdauerbereich gibt der **Nachbelastungspuls** im Anschluss an eine längere Ausdauerbelastung (ca. 30 Min.) im Pulsbereich um 180 minus Lebensalter: Er sollte innerhalb von 3 Min. unter 100/Min. fallen.

Auf weitere Leistungstests sei hier nur exemplarisch verwiesen:

- Cooper-Test: 12-Minuten-Lauf
- PWC 130/150/170: Fahrradergometertest → Leistung bei Puls 130, 150, 170/Min.
- Laktat-Leistungstest: Leistung an den einzelnen Schwellenbereichen (aerobe, anaerobe Schwelle) und bei maximaler Laktatentwicklung.

Kurzcharakterisierung typischer Ausdauersportarten mit hohem Gesundheitswert

Laufen, schnelles Gehen, zügiges Gehen

Zusammen mit den verschiedenen Gehgeschwindigkeiten ist **Laufen** die einfachste Belastungsform. Die im Vergleich zum zügigen Wandern aber relativ hohe Intensität zeigt den Vorteil einer geringen Belastungsdauer, besitzt aber für den Anfänger eine gewisse Gewöhnungsbedürftigkeit. Dieser sollte erst schnell gehen, kurze Abschnitte laufen, wieder schnell gehen usw. Im wöchentlichen Rhythmus kann dann, je nach subjektivem Belastungsempfinden (»mittel«) die Laufzeit unter Einhaltung von kurzen Gehpausen kontinuierlich erhöht werden, bis es möglich ist, wenigstens 30 Min. durchzulaufen. Erst dann ist ein pulsgesteuertes Training möglich.

Eine Sonderform stellt das so genannte **Wanderlaufen** dar, bei dem man große Strecken teils laufend (ebenes Gelände), teils zügig gehend (Steigungen, abfallendes Gelände) auch unter Mitführung von leichtem Gepäck (Gürteltasche) bewältigen kann.

Grundsätzlich stellt die Laufbelastung erhöhte Anforderungen an den Bewegungsapparat und das Herz-Kreislauf-System, die es zu beachten gilt. Sie setzt gesunde Gelenke, eine stabile Wirbelsäule und ein normales bis höchstens 10% erhöhtes Körpergewicht voraus. Bei Herz-Kreislauf-Problemen ist die ärztliche Erlaubnis einzuholen. Bei entsprechender Konfliktsituation bietet sich alternativ **schnelles Gehen** (»Wogging«, »Fast Walking«) oder **zügiges Wandern** an. Geeignetes Ausrüstungsmaterial, insbesondere Lauf- oder Wanderschuhe, ist eine Grundvoraussetzung zur Vermeidung von Überlastungsschäden und Unfällen.

Radfahren

Die Ausdauerbelastung erfolgt hier mit einem Trainingsmittel, das leicht beherrschbar und somit jedem ohne große technisch-koordinative Anforderungen zugänglich ist. Das Körpergewicht wird vom Fahrrad getragen, so dass auch übergewichtige Personen keine Überlastung von Gelenken und Wirbelsäule fürchten müssen. Voraussetzung ist eine entspannte, eher aufrechte Sitzposition und die richtige Einstellung der Sattelhöhe, die eine Faststreckung der Beine ermöglichen sollte. Die Belastungszeit liegt aufgrund des etwas geringeren muskulären Masseneinsatzes um den Faktor 1,5 bis 2 höher als beim Laufen. Zur empfehlenswerten Ausrüstung gehört ein Fahrradhelm, um bei Stürzen Kopfverletzungen zu vermeiden.

Schwimmen

Schwimmen im Ausdauersinne setzt das Erlernen einer ausreichenden Technik im Brust-, Kraul- oder Rückenschwimmen voraus. Nur dann ist die Wahl dieser Sportart sinnvoll, die ein sehr effektives Herz-Kreislauf-Training unter Schonung des Stütz- und Bewegungsapparates ermöglicht. Zudem wird die Schultergürtelmuskulatur im Sinne einer Stabilisierung der oberen Wirbelsäulenabschnitte gekräftigt. Ein Problem stellt die Wassertemperatur dar. Um einen Auskühleffekt zu vermeiden, sollte sie bei einer Schwimmzeit um oder über 30 Min. bei 26–28° C oder darüber liegen. Wassertemperaturen unter 20° C sind für das Ausdauerschwimmen weniger geeignet, zudem fördern sie eher die Unterhautfetteinlagerung im Sinne einer verbesserten Isolation. Da der Wasserdruck den Rückstrom des Blutes zum Herzen erhöht, sollten Herzpatienten mit eingeschränkter Pumpfunktion vor Aufnahme eines Schwimmtrainings mit ihrem Arzt Rücksprache halten.

Rudern, Paddeln

Eine schöne, aber saisonabhängige Ausdauersportart, die auf entsprechende Seen oder Flußläufe angewiesen ist. Ruder- und Paddeltechnik sind gut noch in mittleren Lebensjahren erlernbar. Die Belastung der Schultergürtel- und Armmuskulatur steht im Vordergrund.

Skilanglauf

Prinzipiell eine ebenfalls saisonale Sportart, die aber im Sommer über ein Skirollertraining weitergeführt werden kann. Der Skilanglauf, insbesondere die klassische Technik, und das Skiwandern besitzen einen hohen Gesundheitswert. So werden durch die gleichzeitige Arm- und Beinarbeit große Muskelpartien beansprucht, die ihrerseits wieder zu hohen Trainingseffekten für das Herz-Kreislauf-Blut- und Lungensystem führen. Gleichzeitig wird der Bewegungsapparat, insbesondere die Gelenke, geschont, ja auf die Hüftgelenke ist bei arthrotischer Vorschädigung sogar ein therapeutischer Effekt nachgewiesen. Richtiges Material und eine gute Technik sind allerdings Voraussetzung für eine hohe Effektivität. Die Skiwandertechnik ist auch für ältere Menschen gut erlernbar. Schwierigkeiten bereiten indes Abfahrten, die ein gutes Balanceverhalten und einen längeren Übungsprozess erfordern. Bei gut gepflegten Loipen und vernünftigem Verhalten ist die Verletzungsgefahr gering. Die deutlich schnellere Freistiltechnik (Schlittschuhschritt, Skating) stellt hohe Anforderungen an die Kraftausdauer der Arme und auch Beine. Von Gesundheitswert ist diese Technik nur, wenn man sie sehr gut beherrscht. Insgesamt ist sie besonders für den Anfänger schlechter dosierbar (z. B. bei Anstiegen). Im Zweifelsfall ist die klassische Technik vorzuziehen.

Ergometertraining

Das Ergometertraining auf Fahrrad, Laufband, Step- oder Rudergerät besitzt den Vorteil der Witterungs- und Saisonunabhängigkeit, aber den Nachteil der Monotonie. Deshalb hat es sich hier bewährt, die Rahmenbedingungen des Trainings so zu gestalten, dass es als kurzweilig empfunden wird. So sollte nicht in einem stickigen Kellerverschlag, sondern in einem gut belüfteten Wohnraum o. ä. trainiert werden. Es kann dabei Musik gehört oder ein guter Videofilm angeschaut werden. Das Ergometertraining zeigt weiterhin eine hohe Trainingseffektivität, da die Intensität sehr genau im gewünschten Bereich gehalten werden kann.

Inline-Skating, Rollschuhlaufen, Schlittschuhlaufen

Diese Sportarten stellen relativ hohe technisch-koordinative Anforderungen, die Sturz- und Verletzungsgefahr ist hier größer als bei den bisher besprochenen Belastungsformen. Teilweise ist eine spezielle Schutzbekleidung erforderlich, z. B. Helm, Handgelenk-, Knie- und Ellenbogenschützer beim Inline-Skating. Trotzdem stellen sie, richtig betrieben, eine dynamische, teilweise modisch trendige Ausdauertrainingsform mit Gesundheitswert dar. Das Einstiegsalter sollte aber nicht zu hoch sein!

9 Krafttraining

Primäre Ziele eines gesundheitsorientierten Krafttrainings sind der **gesamte Bewegungsapparat** und das diesen **steuernde periphere und zentrale Nervensystem** (Abb. 29). Nur als Nebeneffekt lassen sich regulierende Einflüsse auf die Herzaktion, das Blutdruckverhalten, die periphere Durchblutung, die Lunge und den Fettstoffwechsel feststellen, ein niedrig dosiertes Krafttraining (Kraftausdauer) und Gesundheit vorausgesetzt. Bei Herz-Kreislauf- bzw. schweren Lungenerkrankungen ist ein Krafttraining mittlerer und besonders hoher Intensität sogar gesundheitsschädlich. Wegen diesen Einschränkungen besitzt Krafttraining zwar nicht dieselbe zentrale Bedeutung wie die »Königsdisziplin« Ausdauer, es zeichnet sich aber bezogen auf den Bewegungsapparat durch eine hohe Wirksamkeit aus.

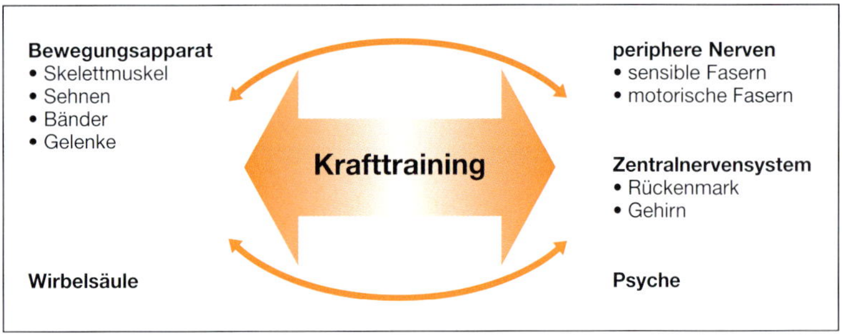

Abb. 29 Bewegungsapparat und Nervensystem als primäre Zielorte des gesundheitsorientierten Krafttrainings.

Allein schon aus der Tatsache, dass der Bewegungsapparat den weitaus größten Anteil des menschlichen Körpers ausmacht (schon die Muskelmasse beträgt 40% des Körpergewichts), wird die Bedeutung des Krafttrainings als »Mengenproblem« in einer Bewegungsmangelgesellschaft ersichtlich (Abb. 30).
Durch die unterschwelligen Minimalanforderungen eines nur vom Liegen, Sitzen, Stehen und Gehen gekennzeichneten Durchschnittsalltages findet ein ungenügender Adaptationsreiz statt, der zu verminderter Belastbarkeit und letztendlich zu degenerativen Erkrankungen des Bewegungsapparates führen kann. An vorderster Stelle stehen hier:

- **Wirbelsäulenerkrankungen**, insbesondere Fehlhaltung und Bandscheibenleiden
- **Arthrosen**, also die Knorpel-Knochen-Kapselschädigung der großen Gelenke, vor allem Hüft-, Knie- und Zwischenwirbelgelenke
- **Osteoporose**, der vorzeitige Abbau von Knochensubstanz, vor allem aus Wirbelkörpern und Röhrenknochen mit dem Risiko einer erhöhten Knochenbruchneigung

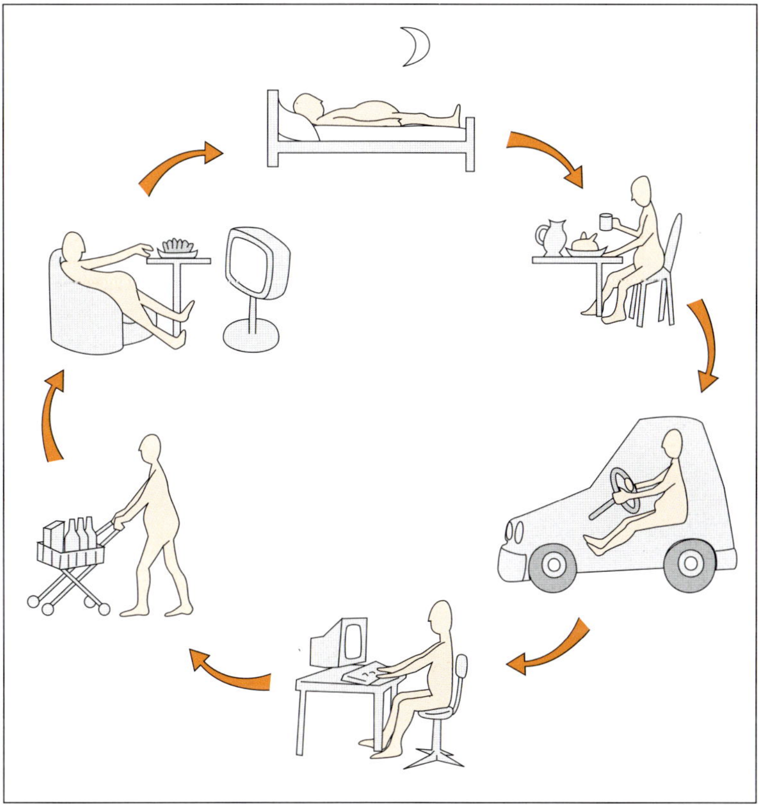

Abb. 30
Der Teufelskreis des Bewegungsmangels.

- **Bindegewebsschwäche**, ein kommerziell häufig missbrauchter Begriff, der die Dekompensation des den Körper umhüllenden Bindegewebes (»Orangenhaut«) und eine leichtere Verletzbarkeit der aus Bindegewebe bestehenden Gelenkstrukturen, insbesondere der gelenkführenden Bänder, beschreibt.

Zwischen dem 30. und 70. Lebensjahr nehmen Muskelmasse und -kraft um ca. 30% ab. Zahlreiche Untersuchungen belegen aber, dass diese steile Abnahme Folge eines gesellschaftlich bedingten Minderanspruchs an den Bewegungsapparat ist und nicht Schicksal des ab dem 30. bis 35. Lebensjahr natürlicherweise alternden Menschen (ANIANSSON, 1981; LARSSON, 1982; GRIMBY, 1982). So gelingt es gerade auch in dieser Altersgruppe, durch ein zielgerichtetes, richtig dosiertes Krafttraining den Alterungsprozess des aktiven und passiven Bewegungsapparates zu verlangsamen und eine hohe Belastungstoleranz bis ins höhere Alter zu erhalten. Entsprechende Auswirkungen konnten sogar bei über 70-jährigen beobachtet werden (SIDNEY, SHEPHARD, 1980).

Abb. 31
Zunahme der Lebenserwartung und Zahl der älteren Menschen im Vergleich von 1910 und 1990 (Statistisches Bundesamt 1992).

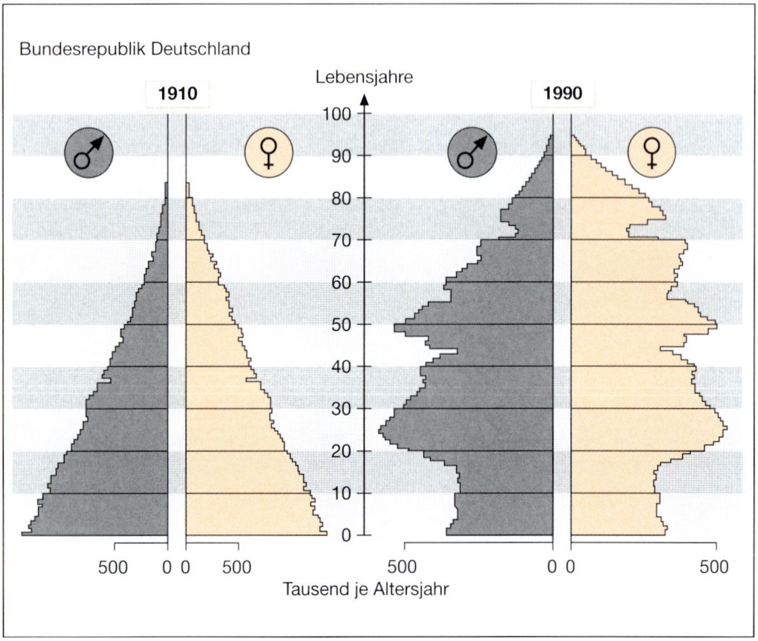

Diese Erkenntnisse und die Tatsache, dass die durchschnittliche Lebenserwartung und damit der Anteil an älteren Menschen zunimmt, bekräftigen auch aus sozialmedizinischer Sicht die Notwendigkeit eines entsprechenden Bewegungstrainings, um z. B. einer vorzeitigen Immobilität und Pflegebedürftigkeit im Alter entgegenwirken zu können (Abb. 31).

Im Kinder- und Jugendalter besteht, wie bereits im Kapitel 6 angesprochen, häufig eine Unterforderungssituation für den Bewegungsapparat, die Haltungsschäden, eine ungenügende muskuläre Gelenkabsicherung und eine Neigung zu Unfällen (Kunz, 1990) begünstigt. Im Gegensatz zur landläufigen Meinung, dass ein Krafttraining im Kindes- und Jugendalter dem wachsenden Organismus Schaden zufügt, ergibt sich gerade in dieser Zeit die Notwendigkeit von adaptationsfördernden Kraftreizen zur Entwicklung eines schützenden Muskelkorsetts. Dieses Krafttraining sollte allerdings kindgerecht durchgeführt werden, da in diesem Altersabschnitt zweifellos eine erhöhte Empfindlichkeit des Binde- und Stützgewebes besteht, die mit der Wachstumsgeschwindigkeit korreliert. Das Training sollte bevorzugt die Rumpfmuskulatur ansprechen und kann häufig mit dem eigenen Körper, Zuggeräten, Medizinbällen usw. durchgeführt werden. Für die Extremitäten kommen eher schnellkräftige Beanspruchungen, z. B. Sprünge, zum Einsatz.

Ein Krafttraining im Gesundheitssinne befreit in jedem Lebensabschnitt den Bewegungsapparat vom »Gips« der Inaktivität, erhöht seine Belastungstoleranz und beugt einem vorzeitigen Alterungsprozess vor.

Nachfolgende Übersicht gibt die wichtigsten positiven Einzelwirkungen wieder (Tab. 9):

Tabelle 9
Die wichtigsten positiven Effekte eines gesundheitsorientierten Krafttrainings.

Muskulatur:	• Erhöhung der Kraftfähigkeit • Kraftersparnis durch Ökonomisierung der Muskelarbeit • Ausgleich muskulärer Defizite • Vermeidung muskulärer Überlastung • Vorbeugung gegen altersbedingten Kraft- und Massenverlust
Bindegewebe:	• Straffung des körperüberziehenden Bindegewebsnetzes • Kräftigung von Sehnen und Bändern
Knochen:	• Erhöhung der Knochenfestigkeit (vermehrte Kalksalzeinlagerung) • Erhaltung der Knochenelastizität
Gelenke:	• Beweglichkeitsverbesserung • Gelenkschutz über »Muskelmanschette« • Kräftigung des Kapselbandapparates • Knorpelstoffwechselaktivierung
Wirbelsäule:	• Beseitigung von Haltungsschwächen und Muskelungleichgewichten • Erhöhung der Belastungstoleranz • Vorbeugung von Bandscheibenleiden
Nervensystem:	• Erhöhung der muskulären Aktivierbarkeit und des muskulären Zusammenspiels • Erhöhung von Präzision und Geschwindigkeit der Bewegungsausführung • Erhöhung des Körperfühlvermögens und der Aufmerksamkeit • Unfallprophylaxe
Körperformung:	• Verbesserung des äußeren Erscheinungsbildes
Psyche:	• Wohlbefinden • Vitalitätsgefühl • Erhöhung des Selbstwertgefühls
Soziale Effekte:	• geringere Pflegebedürftigkeit im Alter • verbesserte gesellschaftliche Akzeptanz

Begriffsbestimmung Kraft

Im biologischen Sinne kennzeichnet Kraft die Fähigkeit des Nerven- und Muskelsystems, Widerstände (Gewichte) zu überwinden, zu halten bzw. ihnen entgegenzuwirken.
Entsprechend dieser Definition unterscheidet man im Krafttraining eine

- **dynamisch-konzentrische Arbeitsweise**
  das heißt, der Muskel bewegt das Gewicht, während er sich verkürzt
- **statisch-isometrische Arbeitsweise**
  das heißt, der Muskel hält das Gewicht, während er unter Anspannung seine Länge nicht verändert
- **dynamisch-exzentrische Arbeitsweise**
  das heißt, der Muskel muss unter erhöhter Gewichtsbelastung nachgeben, wird also auseinandergezogen.

Wichtige Anmerkung
Unter dem Begriff eines primär dynamisch-exzentrischen Krafttrainings wird hier eine so hohe Gewichtsbelastung verstanden, dass der Muskel zum Nachgeben »gezwungen« wird. Natürlich arbeitet der Muskel auch bei der dynamisch-konzentrischen Arbeitsweise teilweise exzentrisch, um in die Ausgangslage zurückkehren zu können, das Gewicht liegt aber deutlich niedriger.
Die unterschiedlichen **Muskelarbeitsweisen** werden am Beispiel eines sogenannten Klimmzuges demonstriert (Abb. 32).

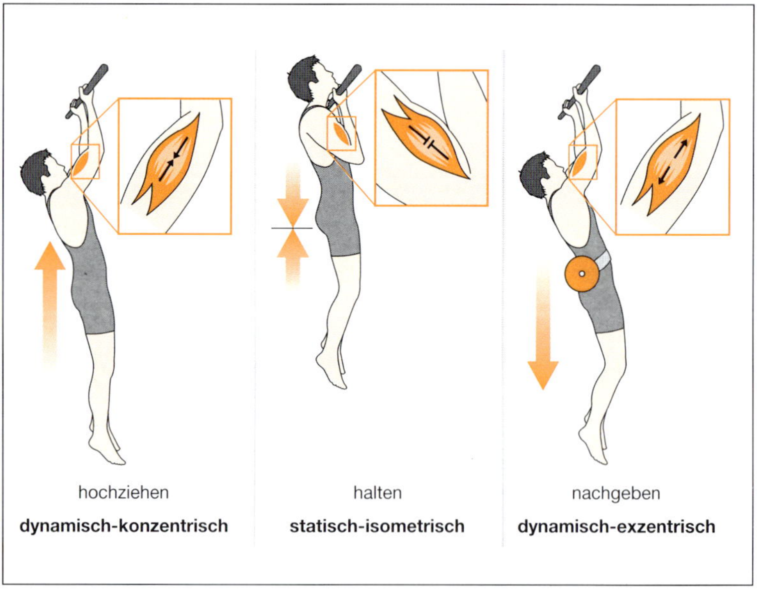

Abb. 32 Unterschiedliche muskuläre Arbeitsweisen am Beispiel des Klimmzuges.

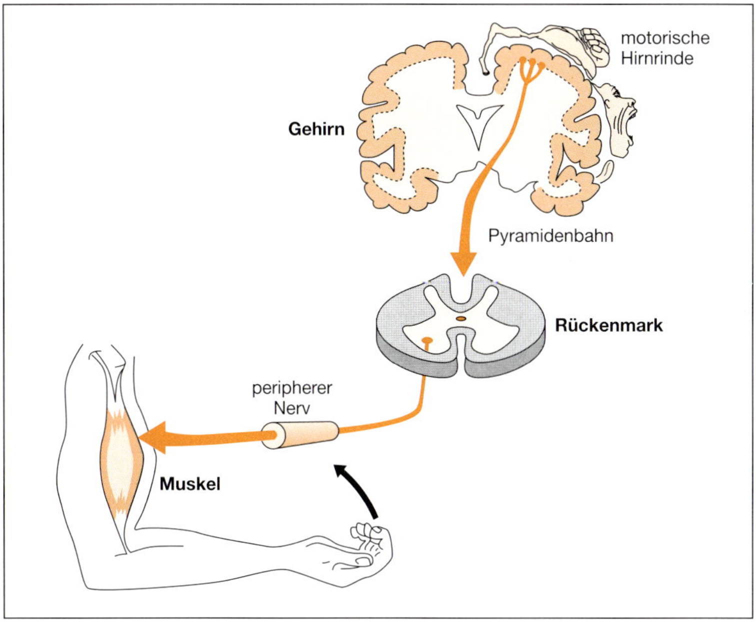

Abb. 33
Willentlich gesteuerte Muskelaktion, ausgehend vom Gehirn (motorische Zentren) über das Rückenmark und den peripheren Nerven zum Muskel, hier am Beispiel des Armbeugers.

Im gesundheitsorientierten Krafttraining kommt bevorzugt ein dynamisch-konzentrisches Training im Wechsel zwischen Beugern und Streckern zur Anwendung, teilweise werden isometrische Komponenten (z. B. Bauch-, Rückenmuskeltraining) eingebaut.

Ein bevorzugt isometrisches Training ist nicht zu empfehlen (Ausnahme: leichte Halteübungen in der Krankengymnastik), da es bereits bei niedriger bis mittlerer Intensität zur Übersäuerung des Muskels mit verlängerter Erholungszeit führt. Dynamisch-exzentrische Arbeitsweisen sind dem Leistungs- und Hochleistungssport vorbehalten (Verletzungsgefahr!).

Neben der Muskelarbeitsweise bestimmen vorwiegend die **Intensität** (Höhe der eingesetzten Kraft) und die **Bewegungsgeschwindigkeit** das biologisch erreichbare Ergebnis.

Für das Verständnis der krafttrainingsinduzierten Wirkungen sind einige anatomisch-physiologische Grundkenntnisse nützlich, die im Folgenden kurz skizziert werden.

- Die Muskelbewegung kann **bewusst (willentlich)** oder **unbewusst (reflektorisch)** eingeleitet werden. Die bewusste Aktion geht im Wesentlichen vom Gehirn aus, wo unterschiedliche Bewegungssysteme entsprechend ihrer Bedeutung unterschiedlich groß repräsentiert sind. Von dort ziehen »motorische« Bahnen über wenige Längs- und Querschaltungen zunächst im Rückenmark (»Pyramidenbahn«), dann über periphere Nerven zur Muskulatur und lösen dort die Muskelkontraktion aus (Abb. 33).

Die reflektorische (unbewusste) Muskelaktivität dagegen wird auf Rückenmarksebene gesteuert. Hierzu sind allerdings zusätzliche Informationen aus speziellen Sinnesorganen notwendig, die die Bewegungsantwort bestimmen (Abb. 34). Die wichtigsten sind:

- Fühlersysteme (Rezeptoren) innerhalb des Bewegungsapparates selbst für Berührung, Schmerz, Muskellänge, Sehnenspannung, Gelenkstellung usw.
- Sinnesorgane im Zentralnervensystem für Stellung des Kopfes im Raum (Augen), Beschleunigungsbewegungen (Gleichgewichtsorgan) usw.

Die Informationssignale dieser Sinnesorgane laufen über sensible Nervenbahnen zum Rückenmark hin, werden dort sofort umgeschaltet und geben unmittelbar die Bewegungsantwort über motorische Nervenbahnen zum Muskel zurück. Gleichzeitig wird die Information zum Gehirn weitergegeben, das unwichtige Inhalte ausfiltert und wichtige bewusst macht.

- Unabhängig von der bewussten oder unbewussten Impulsauslösung leitet der **periphere motorische Nerv** die Erregung über eine spezielle Verbindung (motorische Endplatte) auf die Muskulatur über und bewirkt deren Verkürzung bzw. Anspannung (Abb. 35). Die Stärke und Schnelligkeit dieser Muskelaktivierung hängt nun von der Anzahl und Art der aktivierten Muskelfasern innerhalb des Muskels ab. Je mehr Muskelfasern aktiviert werden, umso höher ist die Kraftentwicklung. Innerhalb der Muskelfasern besteht zusätzlich eine Spezialisierung. So unterscheidet man grob langsame (»rote«) und schnelle (»weiße«) Muskelfasern (auf weitere Untergruppierungen wird hier nicht eingegangen).

Abb. 34 Unwillkürliche Reflexreaktion am Beispiel des Schmerzreizes (Schutz-Flucht-Reflex).

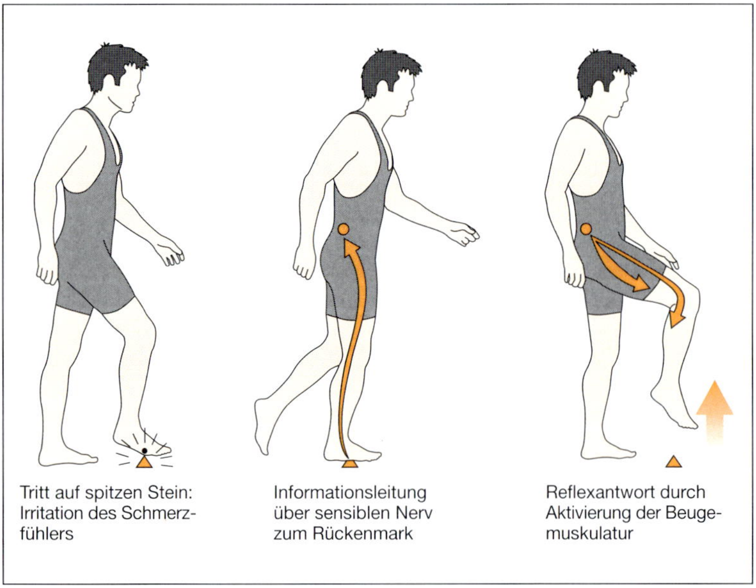

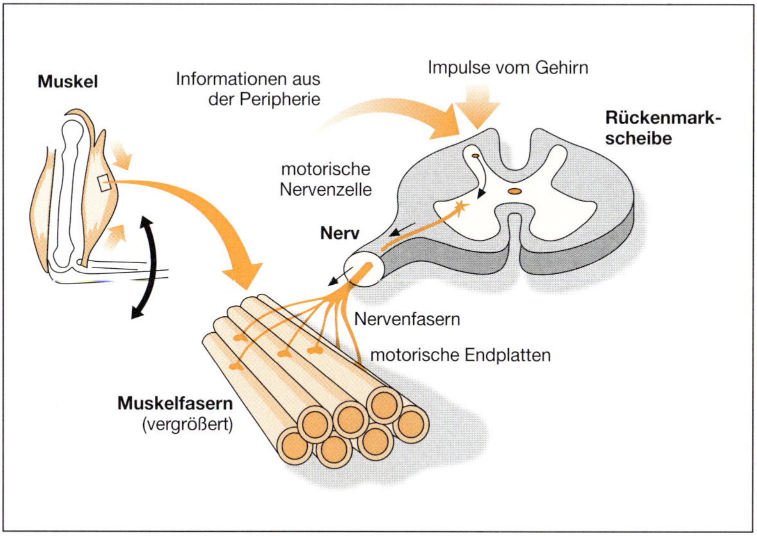

Abb. 35
Aktivierung der Muskulatur über periphere motorische Nerven. Die Nervenzelle, deren Faserverbindung und die Zahl der versorgten Muskelfasern bezeichnet man auch als motorische Einheit.

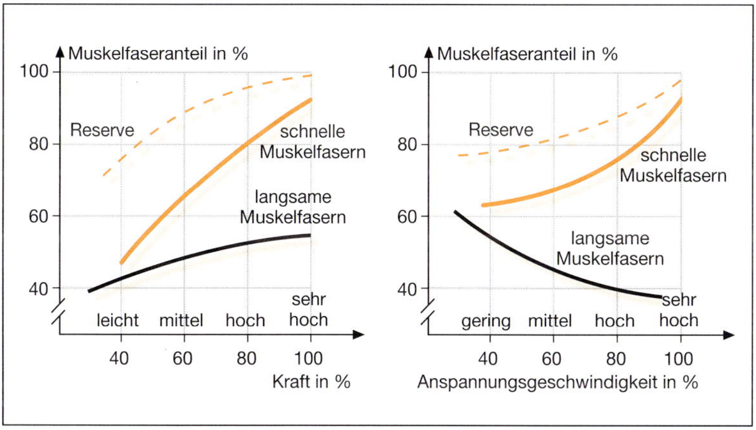

Abb. 36 a
Fasereinsatz bei kontinuierlich ansteigendem langsamem Krafteinsatz.

Abb. 36 b
Fasereinsatz in Abhängigkeit zur Anspannungsgeschwindigkeit bei konstantem Widerstand.

Langsame bis zügig durchgeführte niedrige Kraftbelastungen werden bevorzugt von den aerob (mit Sauerstoff) arbeitenden langsamen (roten) Muskelfasern bewältigt, bei zügigen bis schnellen Muskelbewegungen und hohen Kraftbelastungen schalten sich zunehmend die schnellen anaerob (ohne Sauerstoff) arbeitenden (weißen) Muskelfasern ein (Abb. 36 a, b). Die langsamen Fasern zeichnen sich durch eine hohe Ermüdungswiderstandsfähigkeit aus, die schnellen ermüden rasch (Abb. 37).

Abb. 37
Kraft-Zeit-Charakteristik der Muskelfasern: langsame Fasern: lange Arbeitsdauer und geringe Kraftentwicklung schnelle Fasern: kurze Arbeitsdauer und hohe Kraftentwicklung.

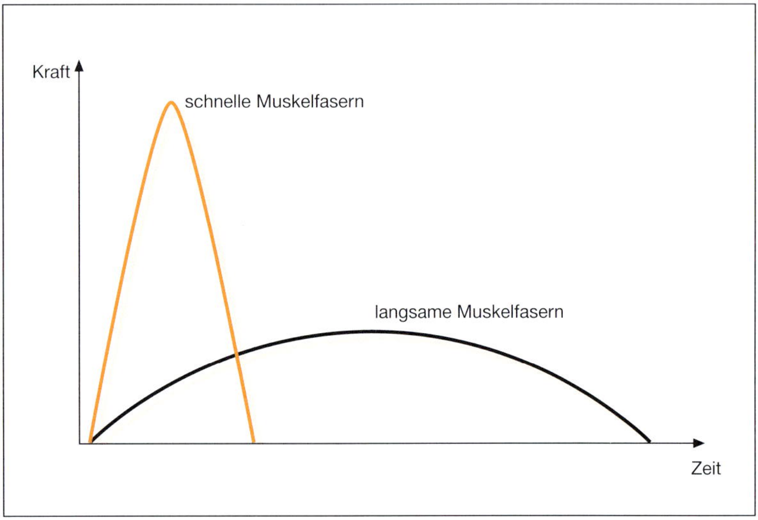

Die durchschnittliche Faserverteilung in der menschlichen Skelettmuskulatur beträgt in etwa 50% langsame, 50% schnelle Muskelfasern. Allerdings scheint eine unterschiedliche genetische Disposition zu bestehen, die aber nur für den Leistungssportler Bedeutung hat:
Der »geborene Langstreckenläufer« besitzt in Relation mehr langsame, der »geborene Sprinter« mehr schnelle Fasern.
Der Untrainierte kann trotz maximaler Anspannung höchstens 45–60% seiner gesamten Muskelfasern (rote und weiße) willkürlich aktivieren (Rekrutierung). Durch entsprechendes Training gelingt eine Erhöhung bis 90% (intramuskuläres Koordinationstraining, s. Kapitel 12). Der Rest ist Reservekapazität.

- Die Muskelkontraktion selbst erfolgt innerhalb der Muskelfasern im so genannten **Myofibrillensystem**:
  Hier finden sich Eiweißstrukturen (Aktin und Myosin), die sich unter Energieverbrauch über eine Brückenbildung ineinanderziehen (Kontraktion) und wieder aktiv lösen (Erschlaffung) können, auch eine passive Dehnung ist möglich (Abb. 38).

In Kenntnis dieser Sachzusammenhänge sollte nun ein gesundheitsorientiertes Training eine gerade so hohe Intensität und/oder Bewegungsgeschwindigkeit aufweisen, um beide Fasertypen anzusprechen, ohne aber den Bewegungsapparat zu überfordern. Gleichzeitig gilt es zu beachten, dass Krafttraining im Vergleich zum Ausdauertraining auch zu einer höheren Ermüdungstiefe mit entsprechend verlängerter Regenerationszeit führt. Sie beträgt nach einem mittelintensiven Krafttraining je nach Lebensalter beim Untrainierten zwischen 36 und 72 Std. bis zur vollständigen Regeneration (Superkompensation), beim Trainierten in etwa die Hälfte.

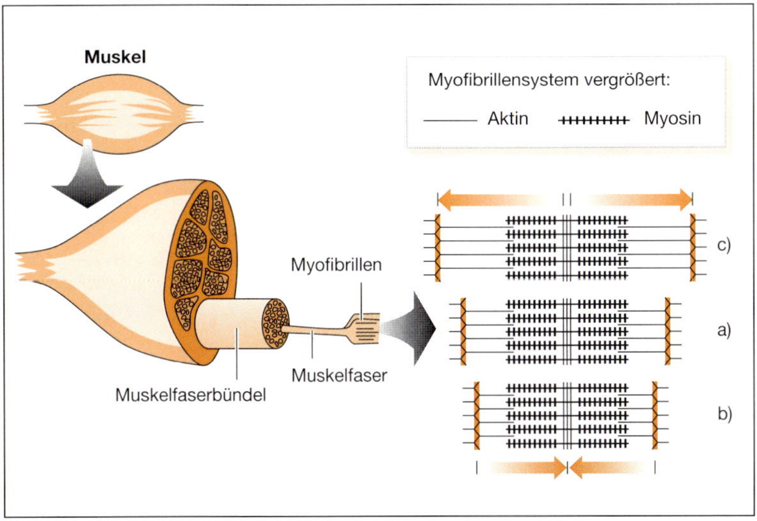

Abb. 38
Längsschnitt durch das Myofibrillensystem der Muskelfasern in Ruhe (a), kontrahiert (b) und gedehnt (c).

Entscheidend für den Erfolg ist deshalb die richtige Trainingsdosierung. Insbesondere zum Trainingsbeginn müssen Überlastungsschäden unbedingt vermieden werden. Bewährt hat sich deshalb ein stufenweiser Einstieg bis zu trainingswirksamen Belastungen.

Trainingshäufigkeit

Trainingswirksames Ziel ist eine wenigstens zweimalige, aber höchstens dreimalige Belastung pro Woche (Kinder: ein- bis zweimal pro Woche). In den ersten vier Wochen sollte zunächst aber mit einem einmaligen Training begonnen werden.

Trainingsdauer

Die Trainingsdauer hängt von der spezifischen Kraftübung, der Intensität, der Wiederholungszahl der Einzelübung, der Anzahl der Sätze und der Pausengestaltung ab. Je nach Gewichtsbelastung liegt die Wiederholungszahl einer Übung zwischen 8–15–20 (= 1 Satz oder Serie). Die Pause zwischen den Sätzen beträgt 2–3, höchstens 5 Minuten.

Trainingsintensität

Sie liegt beim gesundheitsorientierten Krafttraining normalerweise bei 40–60% der maximalen Kraftfähigkeit, die Bewegungsausführung ist dabei langsam bis zügig, rekrutiert werden bevorzugt langsame, aber auch ein geringer Teil schnelle Muskelfasern. Sollen mehr schnelle Muskelfasern angesprochen werden, kann man entweder das Trainingsgewicht erhöhen (Leistungssport) oder bei reduziertem Gewicht (30%) die Bewegungsgeschwindigkeit auf schnell bis schnellstmöglich steigern, was aber nicht mit allen Trainingsmitteln gefahrlos möglich ist.

Für die Ermittlung des richtigen Trainingsgewichtes gibt es zwei verschiedene Vorgehensweisen:

- In gut aufgewärmtem Zustand das maximal mögliche Gewicht für eine Wiederholung ermitteln (= 100%) und daraus das Trainingsgewicht errechnen.
  Beispiel:
  Bei einem maximal erreichbaren Gewicht von 40 kg (= 100%) im Bankdrücken würde das Übungsgewicht zwischen 15 und 25 kg (= 40–60%) liegen. Diese Vorgehensweise eignet sich gut für ein Geräte- bzw. Hanteltraining, setzt aber eine gute Technik, einen höher belastbaren Bewegungsapparat und Herz-Kreislauf-Gesundheit voraus!
- Eine sanftere Möglichkeit, das richtige Trainingsgewicht zu ermitteln, besteht darin, mit einem gefühlsmäßig vorgegebenen Gewicht Wiederholungen durchzuführen, bis sich ein Ermüdungsgefühl (Belastungsempfinden: mittel bis schwer, s. Tab. 10) in der Muskulatur, aber keine völlige Erschöpfung einstellt. Liegt dabei die Wiederholungszahl zwischen 8 und 15, bei Anfängern bis 20 Wiederholungen, ist die Belastungsvorgabe richtig. Liegt sie unter 8 Wiederholungen, ist das Gewicht zu reduzieren, liegt sie über 15 bzw. 20 Wiederholungen, ist es entsprechend zu erhöhen.

Tabelle 10
Skala der subjektiven Belastungsempfindung.

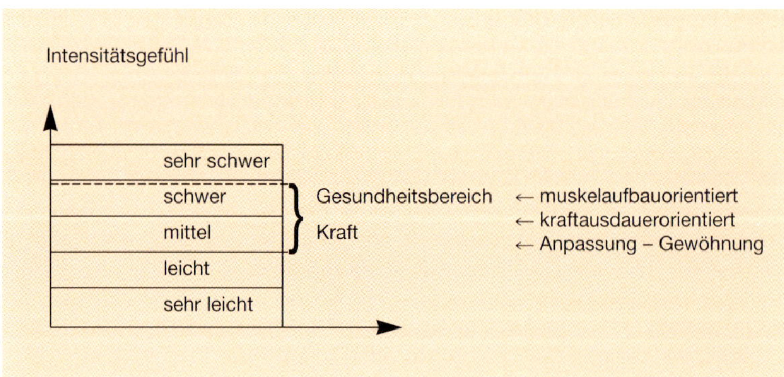

Frauen sollten mehr im unteren (40–50%), Männer mehr im oberen Bereich (50–60%) der maximalen Kraftfähigkeit trainieren. Für den Trainingsanfänger, insbesondere in höherem Lebensalter, empfiehlt sich zunächst ein 4-wöchiges Anpas-

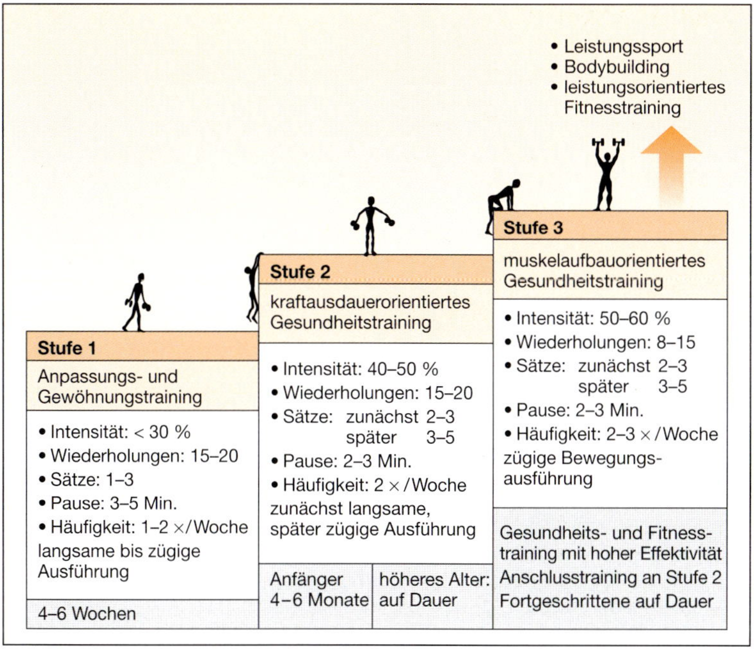

Abb. 39 Stufenplan eines gesundheitsorientierten Krafttrainings.

Begriffserklärung:
Intensität: Prozent der maximalen Kraftfähigkeit
Wiederholung: Kompletter Bewegungszyklus bis zurück zur Ausgangsposition
Satz (Serie): Bestimmte Anzahl an Wiederholungen
Pause: Ruhephase zwischen den Sätzen
Häufigkeit: Trainingshäufigkeit pro Woche
Ausführung: Bewegungsgeschwindigkeit, z. B. langsam, zügig, schnell

sungs- und Gewöhnungstraining, das unter 30% (Belastungsempfindung leicht bis mittel) liegen sollte und den Sinn hat, die technischen und koordinativen Voraussetzungen für ein verletzungsfreies Training zu schaffen.
Somit ergibt sich für die Planung eines Krafttrainings im Gesundheitssinne ein Stufenplan, wie er aus oben stehender Abbildung ersichtlich ist (Abb. 39).
Für die Bewegungsausführung gilt:
- langsam: Sowohl die konzentrische Phase als auch die Rückkehr in die Ausgangsposition werden langsam durchgeführt (Abb. 40 a).
- zügig: Die konzentrische Phase wird zügig durchgeführt, die Rückkehr in die Ausgangsposition erfolgt langsam (Abb. 40 b).

An den Eckpunkten der Bewegung sollte die Belastung kurz abgebremst werden, um hohe Spannungsspitzen (Verletzungsgefahr!) zu vermeiden.

Abb. 40
Langsame und zügige Bewegungsausführung am Beispiel des Armbeugertrainings mit der Kurzhantel.

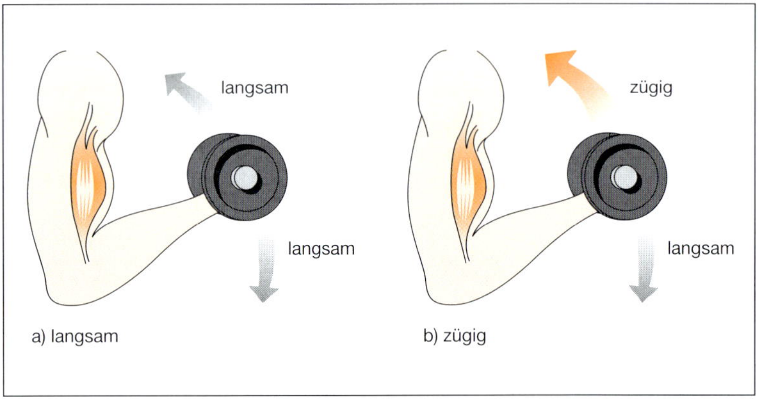

Anmerkung
Neuere trainingswissenschaftliche Ansätze bezüglich der Festlegung der Trainingsintensität eines Muskelaufbautrainings legen den Zeitfaktor als Bezugspunkt zugrunde: erschöpfende Trainingsbelastung (Belastungsempfindung: sehr schwer) innerhalb 6–30 Sek. (Radlinger, Bachmann, 1998).
Hier steht die Muskelmassenentwicklung als primäres Trainingsziel im Vordergrund (Mikrotraumatisierung der Muskelzelle als Hypertrophiereiz). Für die in Tabelle 9 angegebenen positiven Effekte eines gesundheitsorientierten Krafttrainings genügen allerdings weiterhin Prozentangaben (z. B. 40–60 %) und Wiederholungszahlen (z. B. 8–15) bei mittlerem bis schwerem Belastungsempfinden.

Trainingsmittel

Für die Praxis des gesundheitsorientierten Krafttrainings bieten sich der eigene Körper und verschiedene Geräte an.

- **Der eigene Körper**
  Gut geeignet für das Training der Rumpfmuskulatur, bevorzugtes »Trainingsmittel« im Kinder- und Seniorensport.
  Ausnahmen: Klimmzüge und Liegestützen sind keine geeignete Trainingsform für den älteren Trainingsanfänger, weil in diesem Fall die Belastungsintensität hier zu hoch liegt.
- **Medizinball (1–3 kg)**
  Gut geeignet für den Schulsport, den Fitnesssport und ein Rehabilitationstraining, stellt zusätzliche Anforderungen an die Bewegungskoordination.
- **Gummizüge**
  Gute, aber ausschließliche Eignung für die Schultergürtel- und Armmuskulatur. Auf dem Markt befinden sich verschiedene Ausführungen für Kinder, Frauen und Männer.

- **Hanteltraining**
  Die variable Kurzhantel gewährt ein sehr gutes dynamisches Training für die Schultergürtel- und Armmuskulatur. Die möglichst drehbare Langhantel ergänzt das Training zusätzlich für die Beinmuskulatur und ein weiteres symmetrisches Training mit zusätzlicher erhöhter koordinativer Anforderung.
  Achtung: Bei technisch falscher Bewegungsausführung besitzt die freie Hantel ein hohes Verletzungsrisiko!
  Eine Sonderform der freien Hantel sind Klettverschlussgewichte, z. B. zur Fixierung an den Fußfesseln, die sich damit gut für das Training der knieführenden Muskulatur eignen.

- **Krafttrainingsgeräte**
  Krafttrainingsgeräte sind prinzipiell die effektivsten Trainingsmittel, da sie eine genaue Intensitätssteuerung und eine hohe muskuläre Zielrichtung zulassen. Die koordinative Anforderung ist im Vergleich zum Hanteltraining geringer, allerdings auch die Verletzungsgefahr.
  Die häufig anzutreffende Angst vor diesen Geräten ist in der Regel nicht gerechtfertigt. Ihre Anwendung ist in den meisten Fällen auf den Studiobetrieb beschränkt, was aber bezüglich der Trainingskontrolle durch einen erfahrenen Studiotrainer ein Vorteil ist.

Zum Auf- und Abwärmen

Aufwärmen

Um die Aufnahmefähigkeit des Bewegungsapparates für Trainingsreize zu erhöhen und das Verletzungsrisiko zu vermindern, empfiehlt sich ein so genanntes **Aufwärmen**. Hierzu reicht im Gesundheitsbereich ein **Dehnen** (Stretching, elastisches Dehnen, s. Kapitel Beweglichkeitstraining) der Zielmuskulatur und eine Einstimmung mit »**Leergewichten**«, das heißt Ausführung der geplanten Übung ohne wesentliche Gewichtsbelastung (z. B. leere Hantelstange), aber 30–50 Wiederholungen.
Für Übungen mit dem eigenen Körper oder dem Medizinball eignen sich vorbereitende Übungen mit identischem Bewegungsmuster wie die geplante Übung, aber mit langsamerer Bewegungsausführung und geringerem Bewegungsausschlag.
Für den gehobenen Fitness- und Leistungsbereich empfiehlt sich zusätzlich eine **allgemeine Mobilisierung** der Kreislauffunktion, z. B. am besten über ein 10-minütiges Einrudern am Ruderergometer, da hier die Aktivierung und Blutumverteilung auch die tatsächlich im Training belastete Muskulatur trifft.
Auch während des Trainings empfehlen sich nach Abschluss eines Übungsteiles Dehnübungen, um Verkürzungen der beanspruchten Muskulatur (Kontraktionsrückstände) zu vermeiden.

Abwärmen

Nach dem Training hilft ein ausgiebiges **Dehnen** (Stretching), die Regeneration von Muskeln und Bindegewebe zu verkürzen, Überlastungen (z. B. Muskelkater) zu vermeiden und den richtigen Muskeltonus wieder herzustellen (muskuläres Wohlgefühl). Auch eine **Lockerungsgymnastik** und **ruhiges Ausschwimmen** sind, soweit möglich, zu empfehlen.
Im gehobenen Fitness- und Leistungsbereich ist ein 10- bis 15-minütiges »Ausradeln«, »Auslaufen« oder »Ausrudern« eine selbstverständliche Nachbelastungsverpflichtung.

Komplikationen beim bzw. durch Krafttraining

Normalerweise sollten bei der richtigen Durchführung und Dosierung eines sanften gesundheitsorientierten Krafttrainings keine Beschwerden auftreten. Gelegentlich entsteht aber doch durch ungewohnte Kraftbelastung oder zu rasche Belastungssteigerung ein so genannter **Muskelkater**, eine leichte mikrostrukturelle Schädigung der Muskelfasern mit harmlosem Verlauf und wohl völliger Rückbildung, die am Tag nach der Belastung auftritt und ein schmerzhaftes Steifheitsgefühl in der Muskulatur verursacht.
Vorübergehende Belastungsreduktion, leichte Dehnübungen, Sauna und Schwimmen lindern die Symptomatik, die allerdings auch ohne spezielle Maßnahmen nach 3–5 Tagen wieder verschwindet.
Konstant auftretende, genau lokalisierte Beschwerden, insbesondere an Gelenken, Sehnen, Sehnenansatzzonen und an der Wirbelsäule, erfordern in jedem Fall eine ärztliche Abklärung, auch im Hinblick auf eine weitere Trainingsfortführung bzw. ein Trainingsverbot.

Risikogruppen

Bedauerlicherweise gibt es auch Krafttrainingsverbote bzw. -einschränkungen bei bestimmten Risikogruppen (hauptsächlich Menschen mit Herz-Kreislauf-Beschwerden und mit akuten Erkrankungen), die in der folgenden Übersicht aufgelistet werden (Tab. 11).

Im Zweifelsfall ist immer ein Arzt zu Rate zu ziehen!

Tabelle 11
Kein Krafttraining bei den angeführten Risikogruppen!

Erkrankung		Begründung
Koronare Herzerkrankung Herzklappenerkrankung Kardiomyopathie Herzrhythmusstörungen	• Durchblutungsstörung der Herzkranzgefäße – Herzinfarktrisiko • Verengung oder Undichtigkeit der Herzklappen • unklare Erweiterung oder Verdickung der Herzwände mit Kontraktionsverlust • Herzschlagunregelmäßigkeiten	Krafttrainingsbedingte Pressdruckerhöhung im Brustraum führt zu einer venösen Rückstromstörung und damit zu einer Mangeldurchblutungssituation der arteriellen Ausstrombahn (Herzkranzgefäße) und damit auch des Herzens selbst.
Aneurysmen	• rissgefährdete Ausbuchtungen an der Hauptschlagader und an Hirngefäßen	Pressbedingte Druckschwankungen begünstigen spontanes Zerreißen.
Zerebralsklerose Bluthochdruck	• »Verkalkung« der Hirngefäße – Schlaganfallrisiko • Druckerhöhung in den arteriellen Gefäßen	Der Pressvorgang führt zu einer Erhöhung der Druckverhältnisse innerhalb des Schädels mit ungünstigem Abfall der Hirndurchblutung.
Akute fieberhafte Erkrankung (Virusinfekt)	• so genannter grippaler Infekt mit Hals-, Gliederschmerzen und Fieber	Die Virusvermehrung erfolgt häufig in der Muskulatur (Skelett-, Darm-, Herzmuskulatur). Ein Virusbefall des Herzmuskels kann unter sportlicher Belastung zu einer lebensbedrohlichen Herzmuskelentzündung führen.

Praktische Tipps

- Bei orthopädischen oder internistischen Problemen vor Aufnahme des Krafttrainings immer einen Arzt aufsuchen, eventuell ein eingeschränktes Krafttraining durchführen.
- Auf- und Abwärmen nicht vergessen!
- Dehnen (Stretching, s. Beweglichkeitstraining) ist ein Bestandteil des Krafttrainings.
- Kein Luftanhalten während der Übung, ruhig weiteratmen: Beim Anheben ausatmen, beim Ablassen einatmen.
- Auf technisch saubere Bewegungsausführung achten.

- An den Umkehrpunkten kurz anhalten, aber Muskelspannung bewahren.
- Bezüglich der Reihenfolge der Kraftübungen hat es sich bewährt (aber keine Notwendigkeit), mit der Rumpfmuskulatur (Bauch, Rücken) zu beginnen, dann die Beinmuskulatur (Becken, Beine) und zuletzt die Schultergürtel- und Armmuskulatur zu trainieren.
- Wünschenswert ist auch ein Wechselspiel zwischen Agonisten (»Spieler«) und Antagonisten (»Gegenspieler«), z. B. zwischen Kniestreckern und Kniebeugern, zumindest sollte innerhalb einer funktionellen Einheit (z. B. Beinmuskulatur) das Training abgeschlossen werden, ehe man mit einer neuen (z. B. Armmuskulatur) beginnt. Ein bunter, unplanmäßiger Wechsel zwischen den verschiedenen Regionen besitzt eine geringere Effektivität.
- Eine Erschöpfung der Muskulatur ist im gesundheitsorientierten Krafttraining nicht nötig: Belastungsempfinden mittel bis schwer.
- Nochmals: Kein Training bei fieberhaften Erkrankungen!

Hauptmuskeln und Bewegungsbereiche

Von den über 400 willentlich beeinflussbaren Skelettmuskeln lassen sich für ein gesundheitsorientiertes Krafttraining die in Abb. 41a und b vereinfacht dargestellten Hauptmuskeln hervorheben.
Für die Trainingspraxis hat sich die Einteilung in muskelgruppenspezifische Funktionsbereiche bewährt:

- Rumpfmuskulatur
- Schultergürtel- und Armmuskulatur
- Gesäß- und Beinmuskulatur.

Die im Weiteren darunter aufgeführte Übungsauswahl beschränkt sich auf gesundheitsorientierte Kraftübungen nach den Kriterien der Effektivität und Einfachheit. Auf die Aufzählung einer fast unbegrenzten Zahl von Krafttrainingsmöglichkeiten, die sich im leistungsorientierten Kraftsport entwickelt haben, wird genauso verzichtet wie auf die Darstellung so mancher »Besenstielübung« mit Pseudoeinfachheit. Ein gesundheitsorientiertes Krafttraining ist nur Teil eines Gesundheitsprogrammes im Kampf gegen Bewegungsmangelkrankheiten und sollte deshalb in Abhängigkeit vom Stellenwert für den Einzelnen (s. Bewegungsprogramme) auch nur einen begrenzten zeitlichen Raum beanspruchen.

Nicht die Zahl der Übungen erhält die Freude an der Bewegung im Gesundheitssport, sondern die bewusste Beschränkung auf effektive, aber konsequent durchgeführte Bewegungsprogramme.

Aus Übersichtlichkeitsgründen werden in den folgenden Abbildungen immer ein bis zwei effektive Grundübungen angegeben. Alternative oder erweiternde Möglichkeiten (z. B. für das Kraftstudio) sind ergänzend aufgeführt.

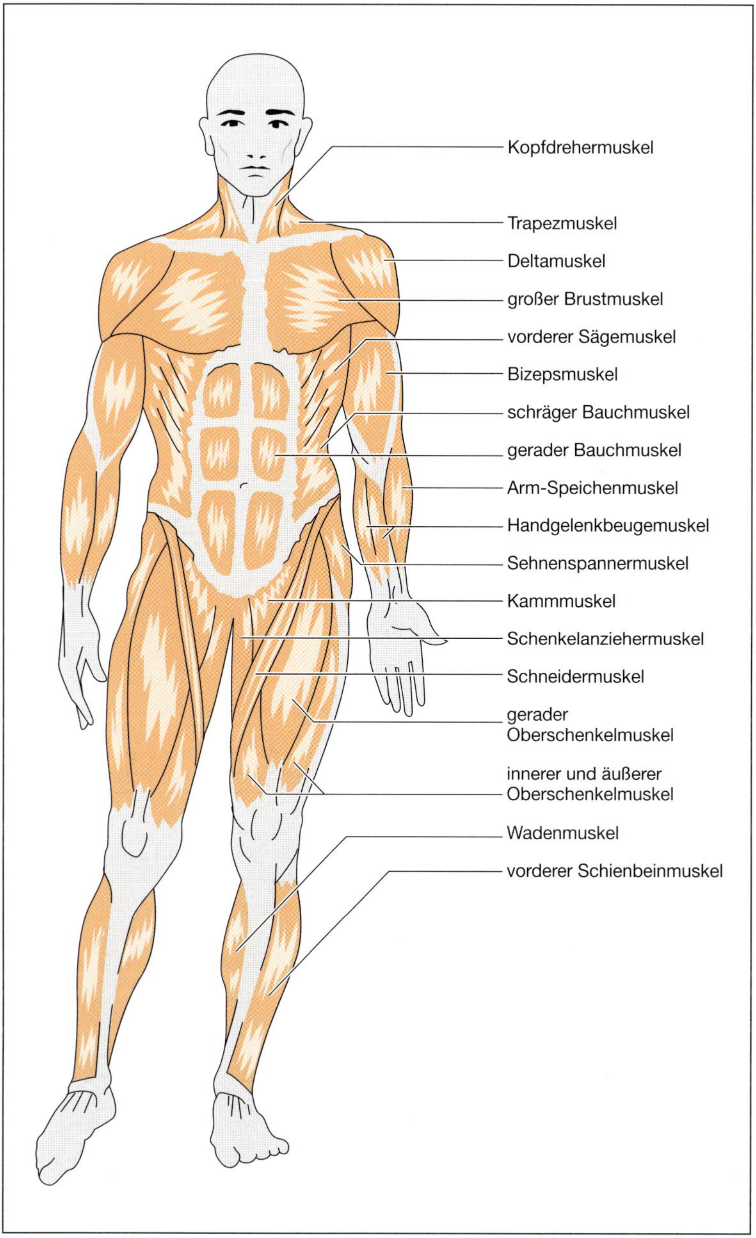

Abb. 41a Hauptmuskeln des Rumpfes und der Extremitäten. (Vorderansicht).

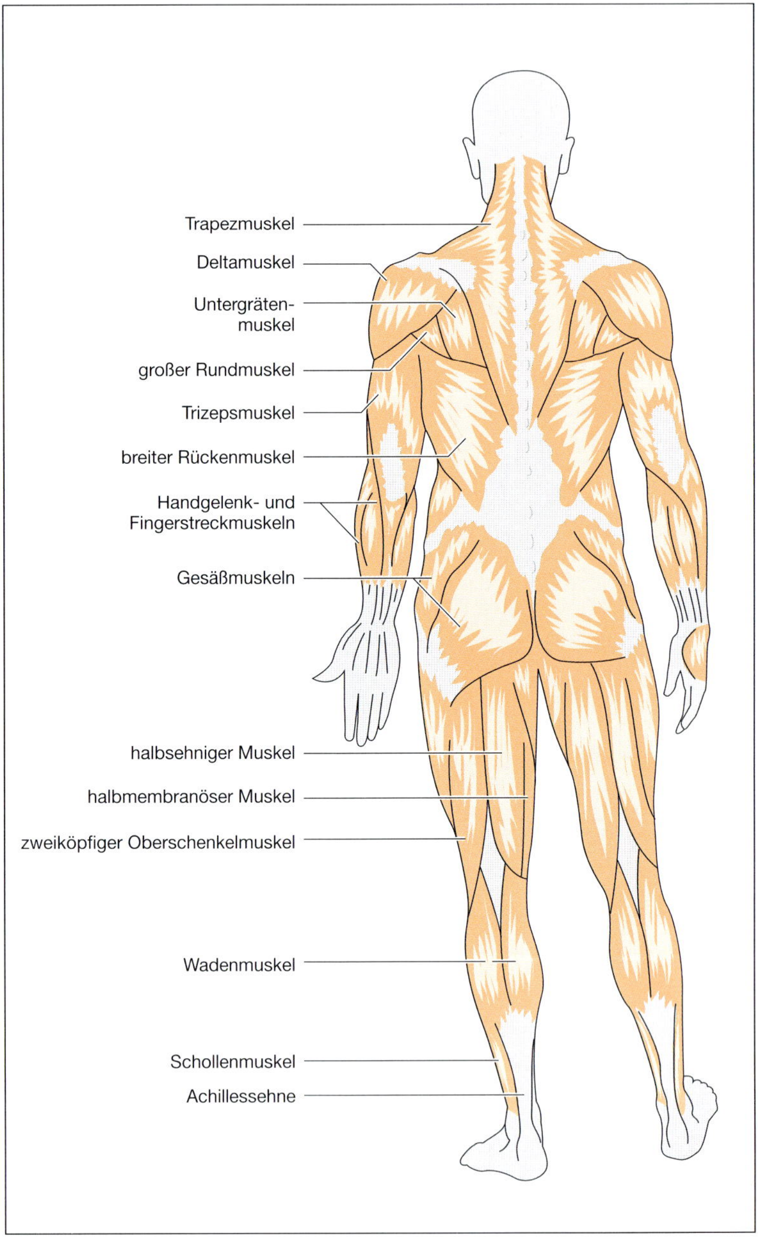

Abb. 41b Hauptmuskeln des Rumpfes und der Extremitäten (Rückansicht).

Rumpfmuskulatur

Hierunter versteht man im Wesentlichen das rumpf- und wirbelsäulenstabilisierende Muskelkorsett, also die Bauch-, vordere Hals- und Rückenmuskulatur und die Atemmuskulatur, besonders die Zwischenrippenmuskeln, die brusthebenden Muskeln und das Zwerchfell. Die Rumpfmuskulatur besitzt im gesundheitsorientierten Krafttraining eine herausragende Bedeutung, da sie Fehlhaltungen und degenerative Veränderungen der Wirbelsäule vermeiden hilft.

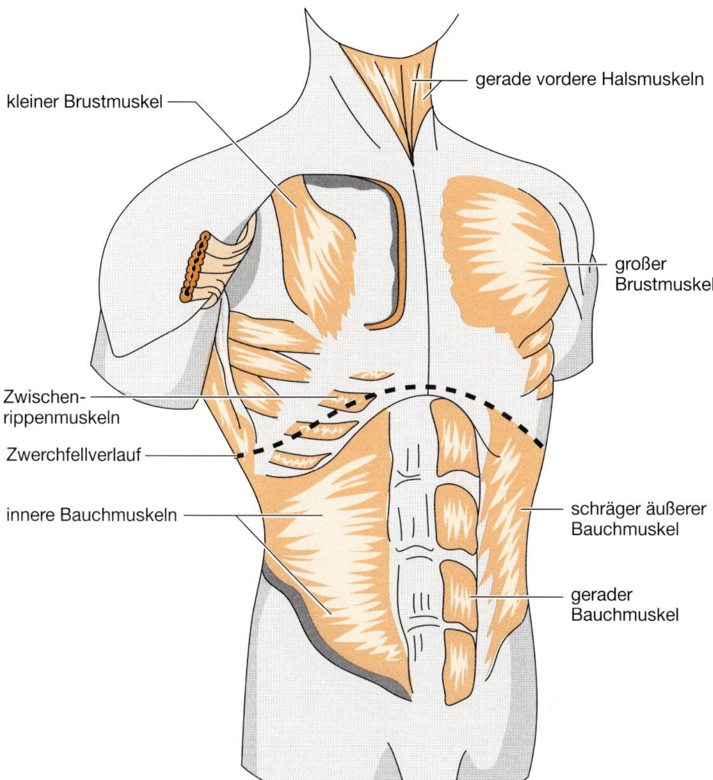

besonders zur Abschwächung neigend:
- vordere Halsmuskulatur
- gerade und schräge Bauchmuskulatur

Abb. 42 Vorderansicht der oberflächlichen (rechts) und der tiefen (links) Rumpfmuskulatur.

Abb. 43
Rückansicht der oberflächlichen (links) und der tiefen (rechts) Rumpfmuskulatur.

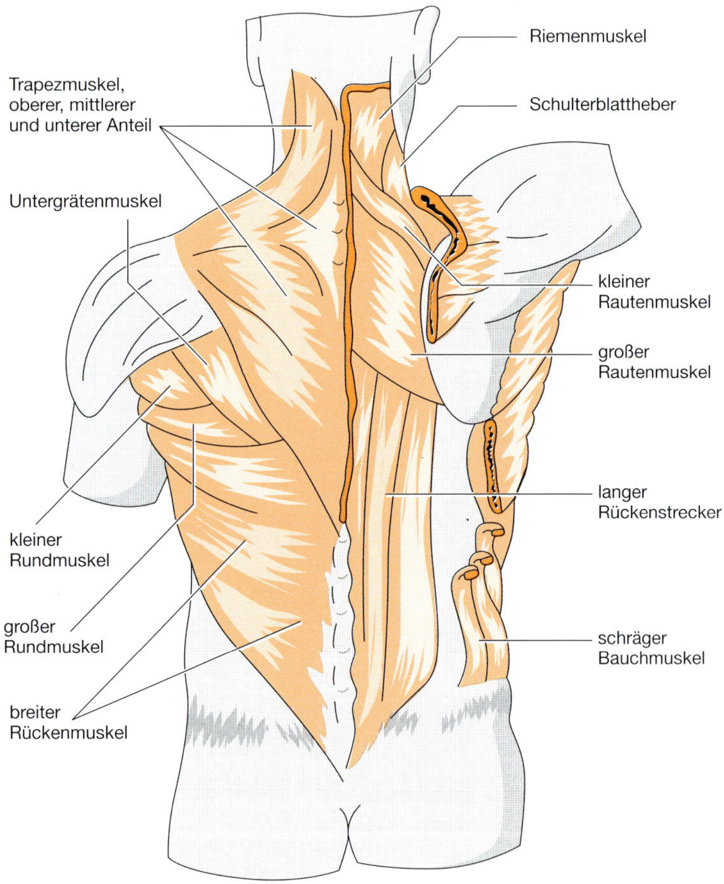

besonders zur Abschwächung neigend:
- trapezförmiger Muskel, aber nur untere und mittlere Anteile (der obere neigt zur Verkürzung!)

Trainingsprogramm Bauchmuskulatur

Ziel:

- Kräftigung und Tonuserhöhung der zur Abschwächung neigenden geraden und schrägen Bauchmuskulatur.
- Stabilisierung der Lendenwirbelsäule.

Praktische Durchführung (Abb. 44):

- Unterschiedliche Ausgangspositionen einnehmen, Beine nicht strecken, nicht fixieren.
- Langsam Kopf und Schultern vom Boden abheben, nicht reißen.
- Lendenwirbelsäule bleibt am Boden.
- Ausatmen beim Hochgehen, Einatmen beim Absenken
- Kopfhaltung: Der Blick geht schräg nach oben.
- Armhaltung: Durch verschiedene Armhaltungen kann die Intensität gesteuert werden.
  Armvorhalten = leicht; vor der Brust gekreuzt = mittel; Hände seitlich an den Ohren = schwer
- Eine kurze Haltezeit von 5–8 Sek. (isometrische Komponente) an der oberen Endstellung erhöht zusätzlich die Intensität und Effektivität.
- 15–20 Wiederholungen durchführen bzw. so lange fortsetzen, bis ein leichtes Brennen in der Muskulatur verspürbar ist. 2–3 Serien mit jeweils einer Serienpause von 2–3 Min. aneinander reihen.

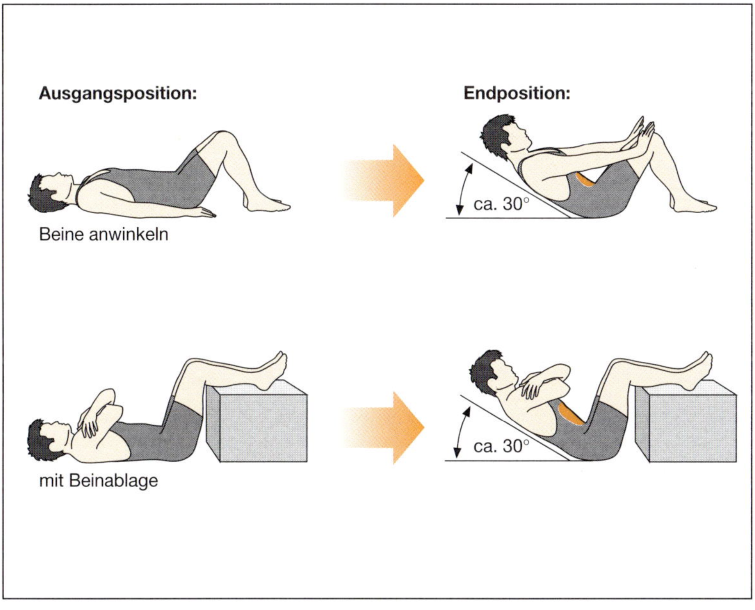

Abb. 44
Kräftigung der Bauchmuskulatur.

Trainingsprogramm vordere und seitliche Halsmuskulatur

Ziel:
- Kräftigung der zur Abschwächung neigenden vorderen und seitlichen Halsmuskulatur.
- Stabilisierung der Halswirbelsäule.

Praktische Durchführung (Abb. 45):
- Handinnenfläche von seitlich vorne an die Schläfe legen.
- Kinn leicht zur Brust absenken.
- Langsam mit dem Kopf gegen den Widerstand der Hand drücken.
- Spannung ohne wesentliche Kopfbewegung ca. 5–8 Sek. halten, ruhig weiteratmen.
- Seite wechseln.
- 8 Wiederholungen pro Seite, zunächst 1 Serie, später 2 Serien

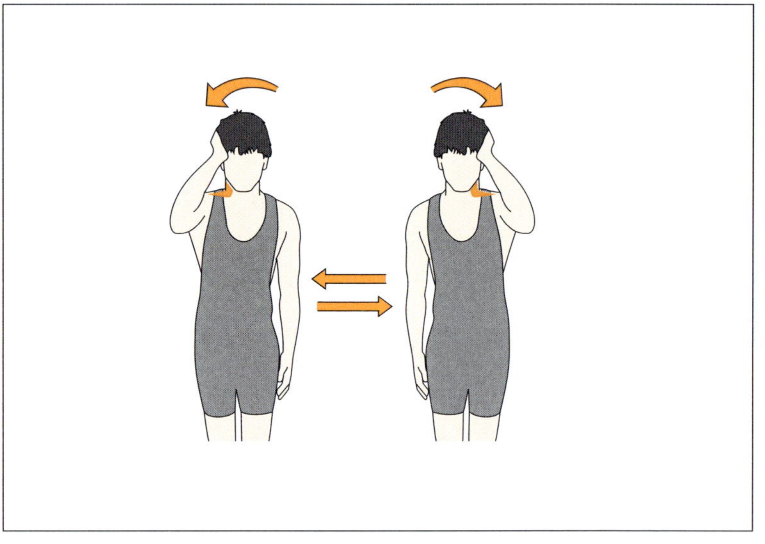

Abb. 45 Kräftigung der vorderen und der seitlichen Halsmuskulatur.

Trainingsprogramm Atemmuskulatur

Ziel:
- Verbesserung der mechanischen Atmungsfunktion, insbesondere beim alternden Menschen
- Vermeidung eines »starren« Brustkorbes.

Praktische Durchführung (Abb. 46):
- Handflächen beiderseits auf den untersten Brustkorbabschnitt stützen, Fingerspitzen ca. Rippenvorderkante, keine Druckbelastung.
- Nun langsam und tief einatmen, bis maximale Brustkorbanhebung erreicht ist.
- 5 Sek. in maximaler Einatemphase anhalten.
- Langsam mit leichter Unterstützung der Hände ausatmen, bis maximale Ausatemtiefe erreicht ist.
- Ohne wesentliche Verzögerung wieder einatmen usw.
- Atemfrequenz ca. 6 bis 8-mal pro Min (= 1 Serie), NB: normale Atemfrequenz = 14/Min.
- 3 Serienwiederholungen mit jeweils ca. 30 Sek. Pause dazwischen

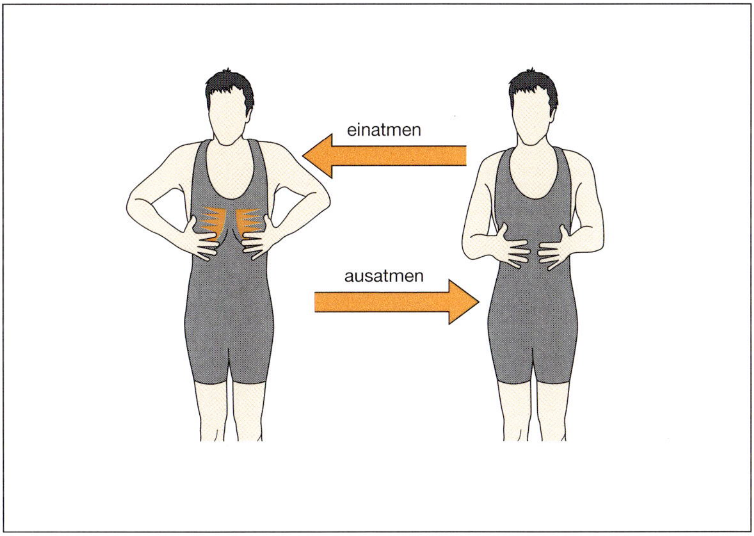

Abb. 46
Kräftigung der Atemmuskulatur.

Trainingsprogramm Rückenmuskulatur

Ziel:
- Kräftigung des haltungsbeeinflussenden langen Rückenstreckers, der hinteren schulterblattstabilisierenden Muskulatur und der Gesäßmuskeln

Praktische Durchführung (Abb. 47):
- Ausgangsposition: Bauchlage, Oberkörper und Kopf werden leicht angehoben, Beine bleiben am Boden. Nicht überstrecken, der Kopf befindet sich in Verlängerung des Rumpfes, der Blick geht zur Unterlage.
- Die Arme werden nun vor dem Kopf gestreckt (»Gegenstand wegschieben«) und wieder gebeugt (»Gegenstand herziehen«).
- In der Beugestellung sollten die Schulterblätter nach hinten bewusst geschlossen und kurz (2–3 Sek.) verharrt werden.
- Während der Übungen ruhig weiteratmen, Pressatmung vermeiden.
- Die Bewegungsausführung ist ruhig und konzentriert, ruckartige oder schaukelnde Bewegungen sind zu vermeiden.
- 8 Wiederholungen, 2–3 Serien (Sätze), Serienpause 2–3 Min. (entspannt liegen oder Dehnen der Rückenmuskulatur)

Alternativübungen:
- gleiche Ausgangsposition mit gestreckten Armen in Vorhalte und leicht kreisenden Bewegungen
- Rumpfheben am Kasten mit Hilfestellung
- Rückentrainer im Studio/Kraftraum

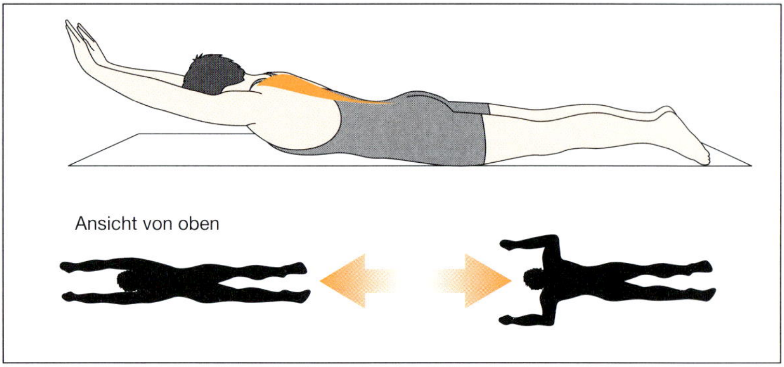

Abb. 47
Kräftigung der Rückenmuskulatur.

Schultergürtel- und Armmuskulatur

Wenn man die obere Extremität unter dem Gesichtspunkt eines gesundheitsorientierten Krafttrainings betrachtet, besitzt die schultergelenksführende Muskulatur besondere Bedeutung, da sie einen wesentlichen Beitrag zur Absicherung des infolge seiner hohen Beweglichkeit sensiblen Schultergelenkes leistet. Auch ein Training der Beuger und Strecker im Ellenbogengelenk besitzt im Hinblick auf Sehnenüberlastungen eine präventive Bedeutung. Auf eine Trainingsdarstellung der handgelenksführenden Muskulatur wird hier verzichtet.

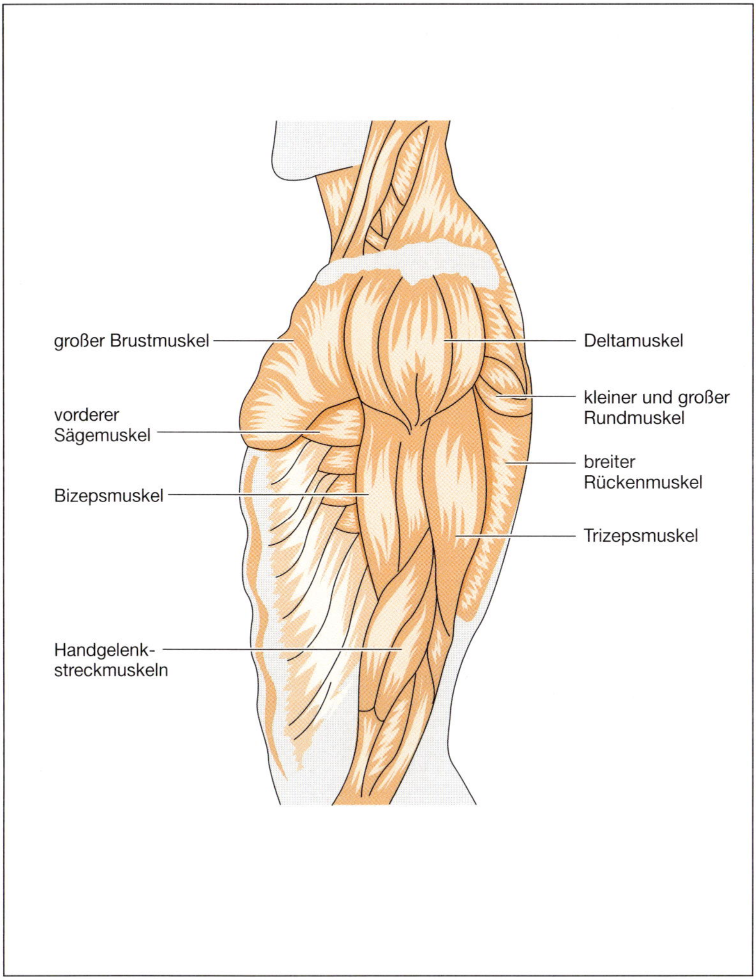

Abb. 48 Seitansicht der Schultergürtel- und Armmuskulatur.

Trainingsprogramm Schultergürtelmuskulatur

Ziel:
- muskuläre Absicherung des Schultergelenkes
- Stabilisierung des Schulterblattes und oberen Rückens

Seitheben mit der Kurzhantel:
- schulterbreiter Stand
- Ellenbogen leicht gebeugt
- Handflächen zeigen beim Hebevorgang nach unten
- maximales Heben bis 90°
- langsame Bewegungsausführung

Fliegende Bewegungen (Flys) mit der Kurzhantel:
- entspannte Rückenlage
- Beine anwinkeln
- Hanteln im Kreisbogen vor der Brust zügig nach oben führen, langsam absenken
- Ellenbogen leicht gebeugt

Schmetterling (Butterfly) rückwärts mit der Kurzhantel:
- Bauchlage auf hochgestellter Bank o. Ä.
- Hanteln seitlich nach oben führen, Schulterblätter schließen
- Ellenbogen leicht gebeugt
- Handrücken zeigen nach oben
- langsame Bewegungsausführung

Gemeinsam für alle drei Übungen gilt:
- Hantelgewicht 1–5 kg, 15–20 oder 8–15 Wiederholungen, 2, später 3 Sätze
- Satzpause 2–3 Min.
- Ausatmen beim Anheben
- Einatmen beim Ablassen

Alternativ- und ergänzende Übungen:
- Latissimus-Ziehen von vorne, vor und hinter dem Kopf
- Klimmzüge
- Vorseitziehen am Zuggerät

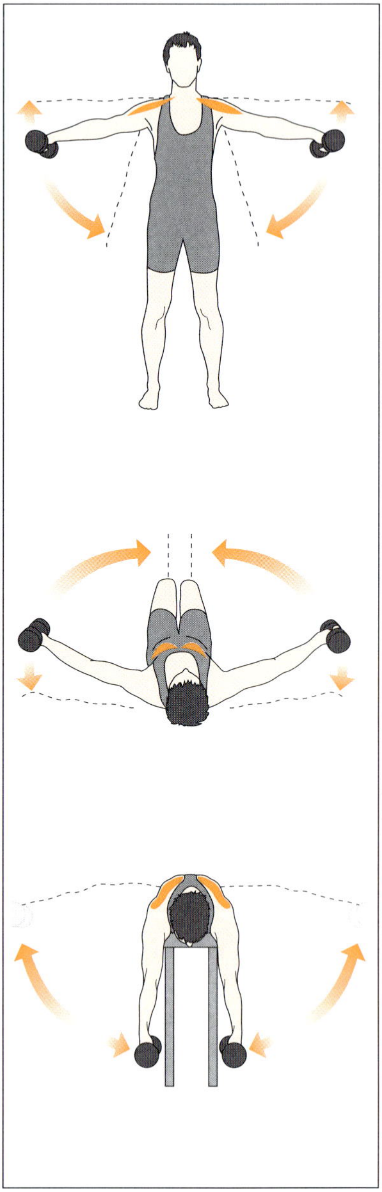

Abb. 49 Kräftigung der Schultergürtelmuskulatur.

Trainingsprogramm Oberarmmuskulatur

Ziel:
- Kräftigung der ellenbogengelenkführenden Muskulatur

Hammercurl:
- wechselweises Beugen und Strecken im Ellenbogengelenk
- Handflächen zeigen nach innen, die Daumenspitze nach vorne
- Bewegungsausführung langsam bis zügig
- Durchführung im Stehen

Trizepsdrücken in Rückenlage:
- Rückenlage, Beine anwinkeln
- beide Arme in Streckstellung senkrecht nach oben halten
- langsame symmetrische oder wechselweise Ellenbogenbeugung mit Absenken der Hanteln auf Kopfhöhe, wieder strecken usw.
- wichtig: Oberarme bleiben senkrecht

Gemeinsam für beide Übungen gilt:
- Hantelgewicht 1–5 kg, 15–20 oder 8–15 Wiederholungen
- 2, später 3 Sätze
- Satzpause 2–3 Min.

Alternativ- und ergänzende Übungen:
- ein- oder beidarmige Bizepscurls (Kurzhantel, Z-Hantel, Langhantel)
- Bankdrücken mit der Langhantel oder an der Maschine
- Bizepscurls und Trizeps-Drücken am Zuggerät

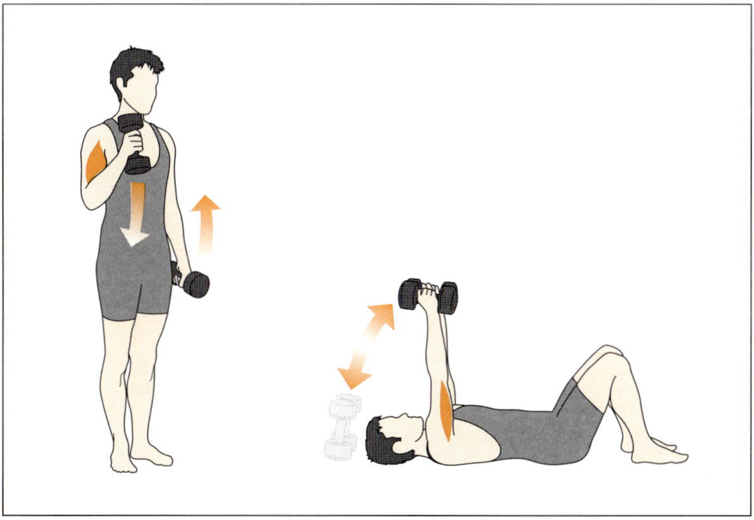

Abb. 50
Kräftigung der Oberarmmuskulatur.

Abb. 51
Vorder- (links) und Rückansicht (rechts) der rechten Gesäß- und Beinmuskulatur.

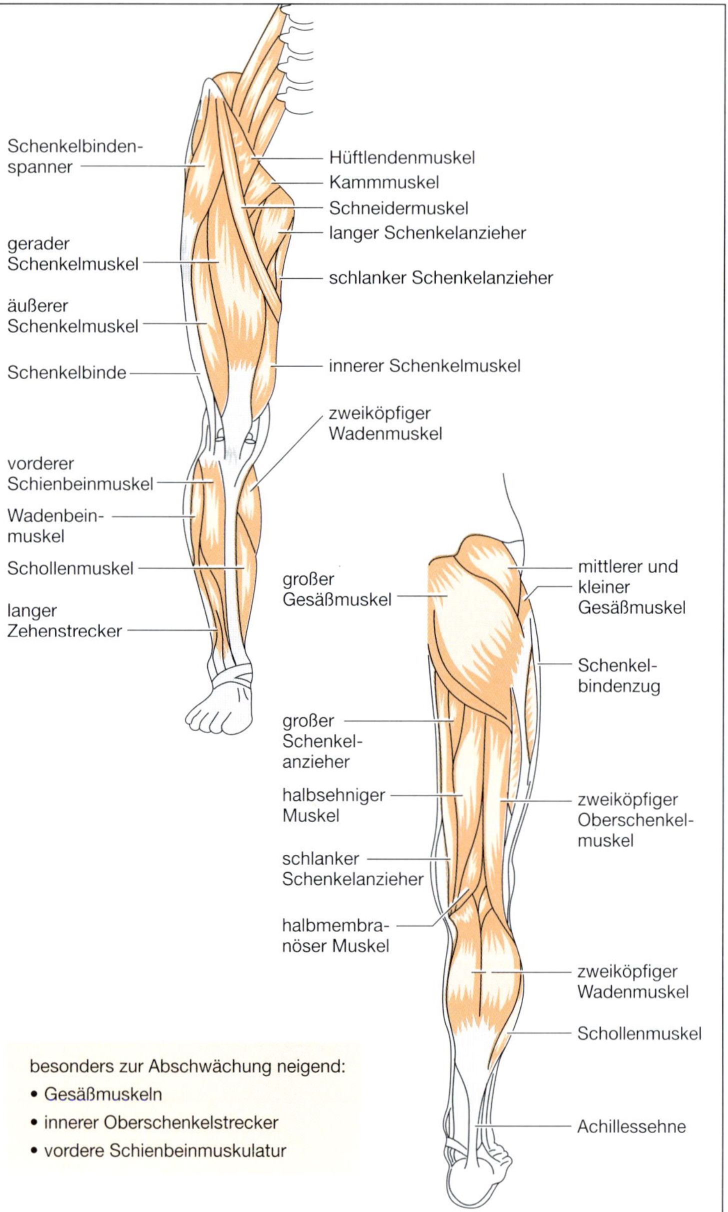

besonders zur Abschwächung neigend:

- Gesäßmuskeln
- innerer Oberschenkelstrecker
- vordere Schienbeinmuskulatur

Gesäß- und Beinmuskulatur

Die Gesäßmuskulatur besitzt aus gesundheitlicher Sicht große Bedeutung für die Stabilisierung des Beckens und die Entlastung des Hüftgelenkes. Die kniegelenksführende Muskulatur sichert das Kniegelenk bei höheren Belastungsanforderungen, z. B. Bergabgehen. Eine gut ausgebildete Unterschenkelmuskulatur beugt Überlastungsschäden im Bereich des Sprunggelenkes, aber auch der Fußgewölbekonstruktion vor.

Trainingsprogramm Gesäßmuskulatur

Ziel:
- Kräftigung der zur Abschwächung neigenden Gesäßmuskulatur

Beine abspreizen im Liegen (Abb. 52):
- Seitenlage, unterer Arm gestreckt, oberer Arm vor dem Körper abgestützt
- Hüften gestreckt
- oberes Bein mit oder ohne Klettverschlussgewicht soweit als möglich abspreizen und wieder senken
- Fußspitzen nach vorne und leicht nach unten
- Seite wechseln
- Gewichtsbelastung: ohne oder mit Klettverschlussgewicht 0,5–1,5 kg
- 15–20 oder 8–15 Wiederholungen, 2, später 3 Sätze, Satzpause 2–3 Min.
- ausatmen beim Anheben, einatmen beim Absenken

Alternativ- bzw. erweiternde Übungen:
- Bein abspreizen im Stehen
- Bein im Stehen nach hinten heben
- Bein ab- und anspreizen an der Trainingsmaschine

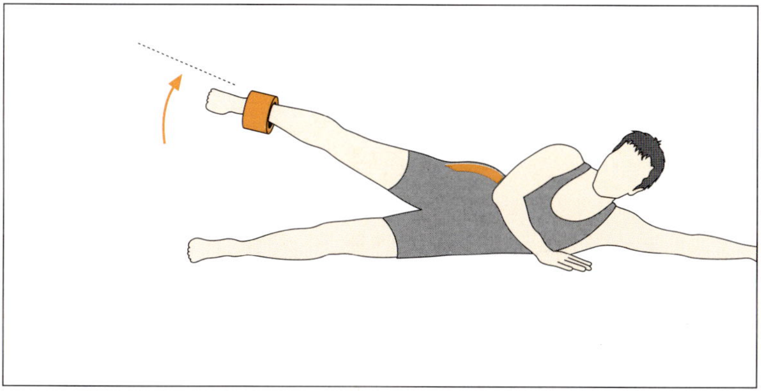

Abb. 52 Kräftigung der Gesäßmuskulatur.

Trainingsprogramm kniestreckende und -beugende Muskulatur

Abb. 53
Kräftigung der kniegelenkführenden Muskulatur.

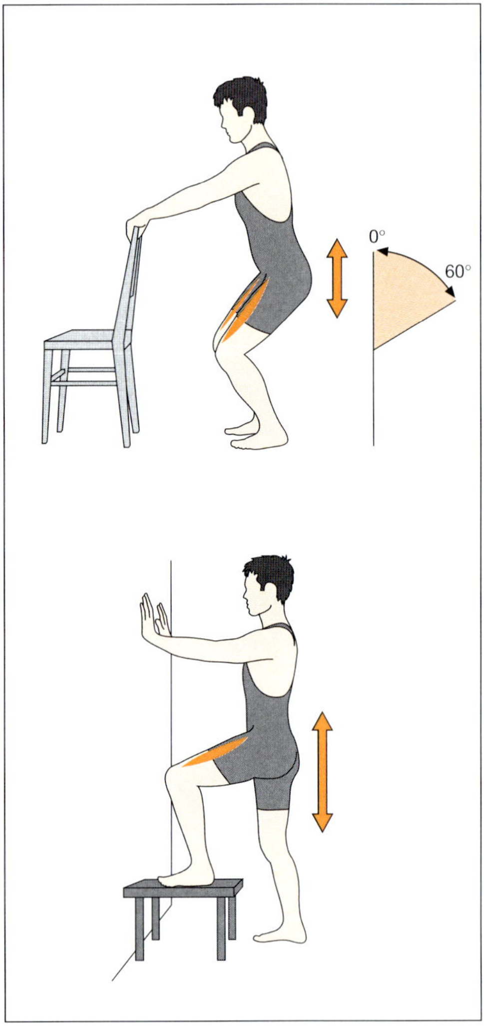

Ziel:
Kräftigung und verbesserte Abstimmung der knieführenden Muskulatur

Kniebeuge beid- oder einbeinig:
- Beugung und Streckung nur im oberen Bereich ca. 40–60°
- Sicherung des Körperschwerpunktes durch leichtes Abstützen
- langsame Bewegungsausführung
- 8–20 Wiederholungen
- anfangs 2, später 3 Sätze
- Satzpause 2–3 Min.
- ausatmen beim Kniestrecken, einatmen beim Beugen

Alternativ- bzw. erweiternde Übungen:
- Kniebeugen mit Zusatzlast (Kurz- oder Langhantel)
- Ausfallkniebeuge
- Beinpresse (Funktionstemme)
- Beincurler im Sitzen und in Bauchlage

Trainingsprogramm Unterschenkelmuskulatur

Ziel:
Vorbeugung von fehlstatischen Überlastungen der Fußlängs- und -quergewölbekonstruktion, Schutz der Sprunggelenke und der fußführenden Sehnen

Wadenheben beid- oder einbeinig:
- Zehenstand auf Stufe, Balken usw.
- beid- oder einbeinig Körpergewicht heben und senken
- Die Fersen werden dabei deutlich unter Stufenhöhe abgesenkt bzw. maximal angehoben.
- Die Kniegelenke bleiben gestreckt.

Vorderfußheben beid- oder einbeinig:
- Fersenstand auf Stufe, Balken usw.
- beid- oder einbeinig Vorfuß maximal anheben, 2–3 Sek. halten und unter Stufenniveau absenken usw.
- Die Kniegelenke bleiben gestreckt.
- Gleichgewicht gegebenenfalls durch leichtes Abstützen halten

Gemeinsam für beide Übungen gilt:
- 8–15 Wiederholungen, 2–3 Sätze, Satzpause 2–3 Min.

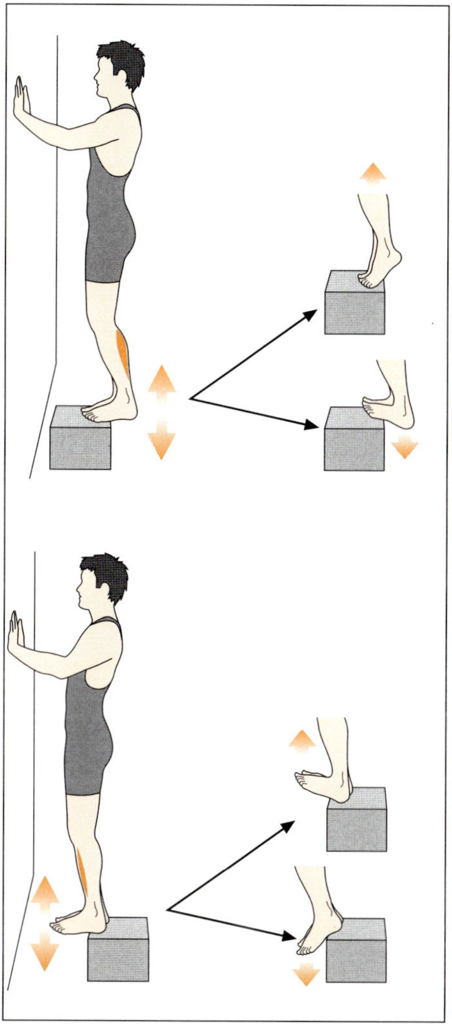

Abb. 54
Kräftigung der Unterschenkelmuskulatur.

Alternativübung:
- Minitrampolinspringen beidbeinig, barfuß, 2- bis 3-mal 3 Min.

10 Beweglichkeitstraining

Ein Beweglichkeitstraining dient der Erhaltung bzw. der Erweiterung des Bewegungsraumes der Gelenke, einer Vermeidung von Muskelungleichgewichten und einem verbesserten muskulären Krafteinsatz.
Die heutzutage vermehrt sitzende Körperposition in der Schule, im Auto, in öffentlichen Verkehrsmitteln, am Arbeitsplatz und in der Freizeit (Fernsehsessel, Stadionsplatz usw.) führt zu einer einseitigen »Zwangshaltung« für den Bewegungsapparat. Aus dieser resultiert wiederum eine ungenügende Bewegung der Gelenke, eine monotone statische Muskelbelastung und eine ungünstige Wirbelsäulenstellung. Diese Konstellation und die wiederholt diskutierte allgemeine Inaktivität widersprechen der ursprünglich angelegten (genetischen) Bewegungsnotwendigkeit und führen nicht nur langfristig zu vorzeitigen degenerativen Veränderungen im Bereich der Gelenke, sondern kurzfristig bereits bei Kindern und Jugendlichen zu Wirbelsäulenfehlhaltungen. Gezielte Beweglichkeitsübungen beugen degenerativen Erkrankungen der Gelenke (Arthrosen) und der Wirbelsäule (Zwischenwirbelgelenksarthrosen, Bandscheibenschäden) im Alter vor und helfen Haltungsschäden bei Jugendlichen zu vermeiden (Abb. 55).

Abb. 55 Positive Auswirkungen eines Beweglichkeitstrainings.

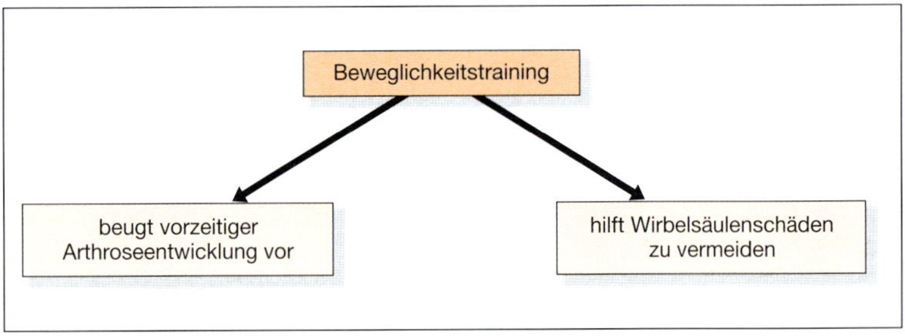

Ab dem 30.–35. Lebensjahr beginnt der Bewegungsapparat physiologischerweise zu altern. Die Entwicklung einer Arthrose im hohen bis höchsten Lebensalter ist quasi schicksalhaft. Die Alterungsgeschwindigkeit ist aber durch ein regelmäßiges Bewegungstraining eindeutig zu verlangsamen, die Kurve des Qualitätsverlustes am Bewegungsapparat flacht ab.

Dass ein Training der Beweglichkeit, wie z. B. »Stretching«, nicht eine »modische« Entwicklung der Neuzeit ist, sondern eine biologische Notwendigkeit, beweist die Beobachtung einer Raubkatze oder eines Haushundes, die sich nach einer längeren

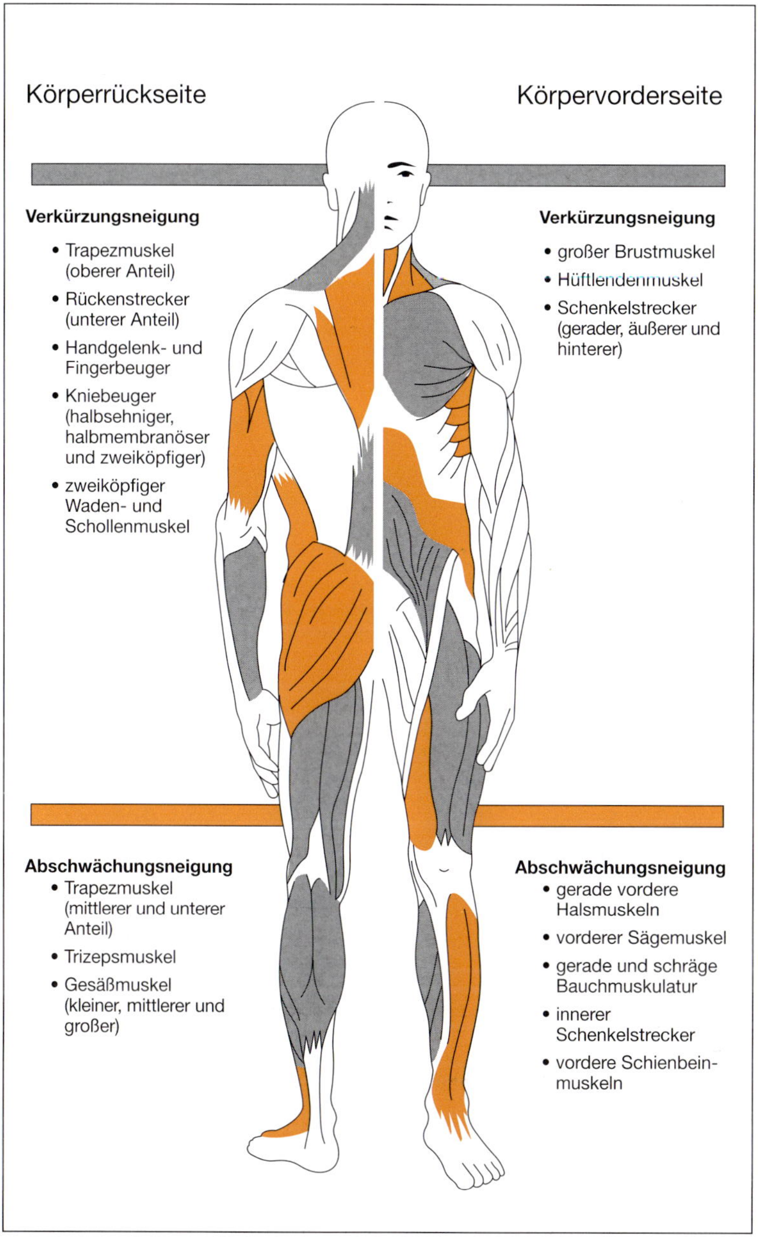

Abb. 56
Vorder- und Rückansicht von Muskeln, die zur Verkürzung (schwarz) und Muskeln, die zur Abschwächung neigen (orange).

Dös- oder Schlafphase regelmäßig genüsslich dehnen und rekeln, um auf folgende Bewegungsanforderungen vorbereitet zu sein. Aus der historischen Entwicklung der ostasiatischen Kulturen heraus haben sich Bewegungsübungen mit Dehn-, Beweglichkeits- und Kräftigungscharakter entwickelt, die in diesen Kulturkreisen auch heute noch zur Anwendung kommen. So werden hier z. B. verschiedene Kampfimitationstechniken systematisch zur Erhaltung der »Volksgesundheit« und der Arbeitsfähigkeit genutzt. Ähnlich verhält es sich bei den Yogaübungen, die zudem zu einer Harmonisierung des Körper-Geist-Gefühles führen.

Neben der **inaktivitäts- und positionsabhängigen Problematik** einer ungenügenden Beweglichkeit besteht zusätzlich noch eine **allgemeine und eine individuelle Disposition**.

Abb. 57 Hohlrückenbildung infolge muskulärer Dysbalancen.

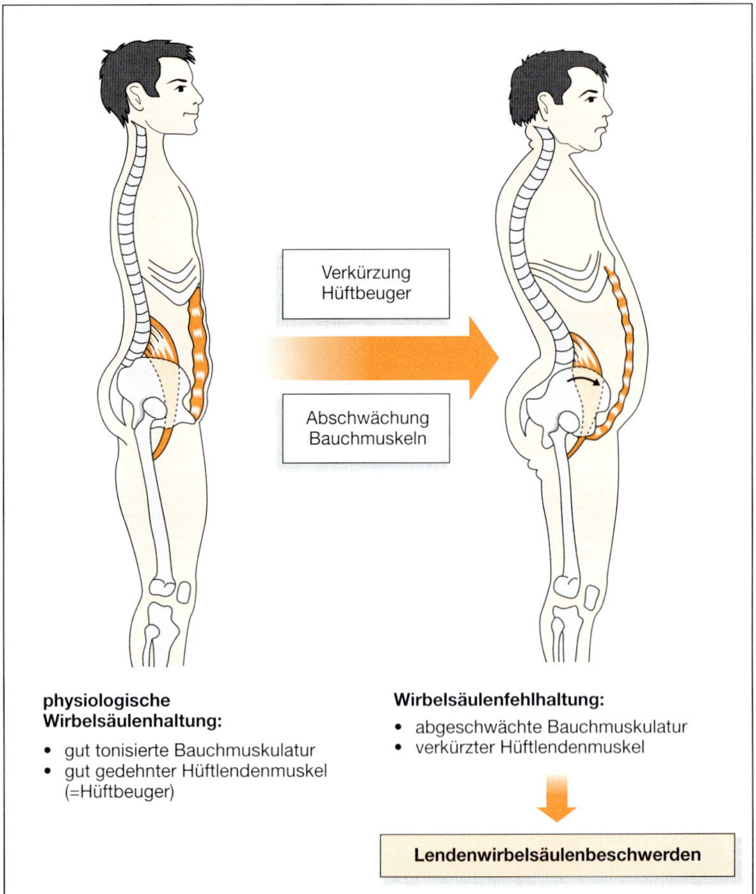

Als entwicklungsgeschichtliches Resultat der Tatsache, dass sich der Mensch vom Zwischenstadium eines Vierbeiners zum aufrecht stehenden Zweibeiner erhob und hier in einer statisch eher unsicheren Position vermehrt den Gravitationsgesetzen ausgesetzt ist, verfügt der Jetztmensch einerseits über bestimmte Muskelgruppen, die zur Verkürzung, andererseits über spezifische Muskelgruppen, die zur Abschwächung neigen (Abb. 56).
Dieser allgemeinen Disposition steht eine individuelle gegenüber: Sehr muskelstarke Menschen mit athletischem Habitus neigen vermehrt zu Muskelverkürzungen und ungenügender Beweglichkeit, insbesondere nach körperlicher Belastung, wie z. B. sportlicher Betätigung.
Die sich aus den beschriebenen Gründen entwickelnden Muskelungleichheiten bezeichnet man als **muskuläre Dysbalancen**. Sie sind die häufigste Ursache für Rücken- und Gelenkbeschwerden. Eine oft zu findende Muskelungleichgewichtssituation ist die in Abb. 57 dargestellte Wirbelsäulenfehlhaltung.
Eine chronische Inaktivität wirkt sich aber nicht nur auf die muskuläre Beweglichkeit ungünstig aus, sondern auch auf den Sehnen- und Gelenkapparat. Insbesondere letzterer reagiert sehr empfindlich: Durch inaktivitätsbedingte Minderversorgung der bindegewebigen Strukturen wie Gelenkkapsel, Bänder und Knorpelgewebe kommt es zu einem Elastizitätsverlust, einer zunehmenden Gelenksteife und einer verminderten Belastungstoleranz. Zusammen mit Verkürzungen der gelenkführenden Muskulatur resultiert daraus eine eingeschränkte Beweglichkeit, die wiederum nach physikalischer Gesetzmäßigkeit zum Knorpelschaden und damit zur Arthrose führen muss: Treffen die Belastungskräfte (z. B. Körpergewicht) auf eine durch die eingeschränkte Beweglichkeit verkleinerte Gelenkfläche, so schädigen sie diese nach dem Prinzip Kraft pro Fläche leichter. Je kleiner der Gelenkflächenabschnitt ist, auf den die Kraft einwirkt, desto leichter wird die Belastungstoleranz des Knorpels überschritten (Abb. 58).

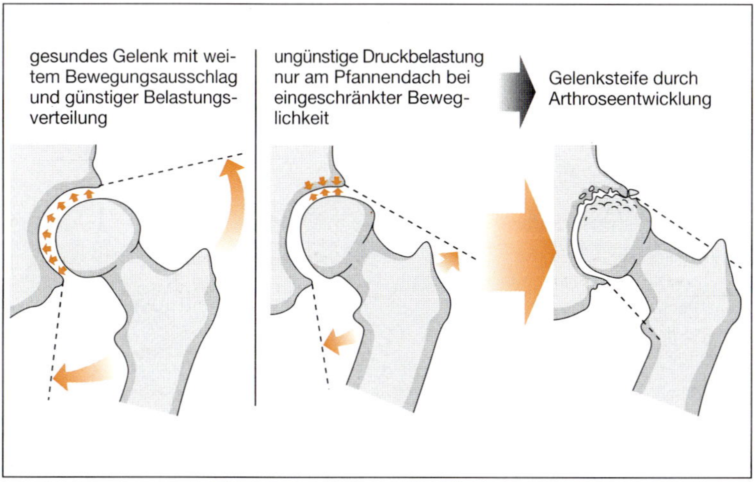

Abb. 58 Arthroseentwicklung infolge ungünstiger Kraft-Flächen-Verhältnisse bei eingeschränkter Beweglichkeit am Beispiel des Hüftgelenkes.

Bewegungsziel

In Kenntnis dieser Fakten ist also die Erhaltung eines muskulären Gleichgewichts und eine optimale Gelenkbeweglichkeit primäres Bewegungsziel. **Das Dehnen der gelenk- und wirbelsäulenführenden Muskulatur und des zugehörigen Kapsel-Bandapparates** ist damit der wesentliche Inhalt eines Beweglichkeitstrainings. Während die Muskulatur sehr gut dehnbar ist, besitzt das Bindegewebe eine deutlich geringere Elastizität. Deshalb steht die Muskulatur im Vordergrund der Bemühungen (Muskeldehnübungen = Stretching). Bei der Übungsauswahl sollten aber Übungen bevorzugt werden, die zusätzlich eine Dehnwirkung auf den Bindegewebsapparat beinhalten. Erreicht werden soll eine **physiologisch optimale, keine maximale Beweglichkeit** (z. B. im Leistungssport oder »Schlangenmensch« im Zirkus). Da die erreichbaren Bewegungsausschläge stark von individuellen Faktoren abhängen, kann im Gegensatz zu Krankengymnastik und Leistungssport auf Beweglichkeitschecks (z. B. nach Janda, 1976) verzichtet werden. Wichtig ist ein »Wohlgefühl« nach Beendigung der Übungen, die Einzeleffekte sind in nachfolgender Übersicht dargestellt (Tab. 12).

Tabelle 12 Effekte eines regelmäßigen Beweglichkeitstrainings.

Muskulatur:	• verbesserte Dehnfähigkeit • höhere Kraftentwicklung • schnellere Regeneration nach Belastung • Verletzungsvorbeugung
Gelenke:	• verbesserte Beweglichkeit • höhere Stoffwechselaktivität • Arthrosevorbeugung
Wirbelsäule:	• Beseitigung muskulärer Dysbalancen • Haltungsverbesserung • Vorbeugung von Bandscheibenschäden
Nervensystem/Psyche:	• verbesserte muskuläre Steuerungsfähigkeit • erhöhtes Körpergefühl • Wohlbefinden

Dehneffekte

Wie bereits mehrfach angesprochen verbessert Dehnen die Beweglichkeit. Um einen möglichst hohen Dehneffekt zu erreichen, gilt es einige Besonderheiten der Muskulatur zu beachten. Innerhalb der Muskeln und ihrer Sehnen finden sich Fühlersysteme (Rezeptoren), die auf unterschiedliche Dehnreize unterschiedlich reagieren. Die sogenannten Muskelspindeln, die in der Muskulatur parallel zu den Muskelfasern verlaufen, sprechen auf kurzzeitige, schnelle Längenänderungen der Muskulatur an, indem sie über einen Rückenmarksreflex die Muskulatur aktivieren. Die sogenannten Golgi-Sehnenorgane, die in den Sehnen lokalisiert sind, antworten

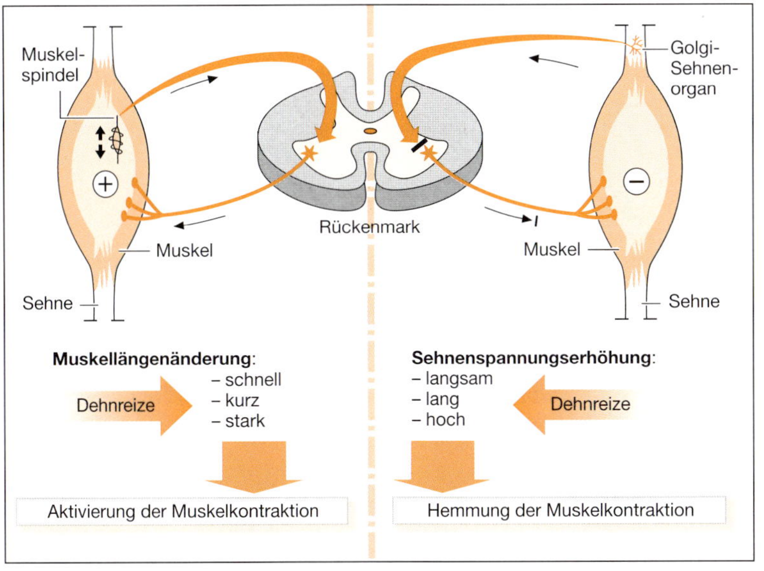

Abb. 59
Funktion der Muskelspindeln: Aktivierung der Muskelkontraktion; Funktion der Golgi-Sehnenorgane: Hemmung der Muskelkontraktion.

auf längerdauernde (> 8–10 Sek.) und/oder sehr hohe Sehnenspannungen mit einer reflektorischen Hemmung der Muskelkontraktion (autogene Hemmung) (Abb. 59). Schmerzen, Angst, Aufregung (Stress) usw. können diese Systeme zusätzlich beeinflussen, indem sie über eine Aktivierung der Muskelspindelaktivität den Muskeltonus erhöhen und damit den Muskel schlechter dehnbar machen.
Um einen möglichst guten Dehneffekt auf die Muskulatur zu haben gilt es also, die Sehnenfühler anzusprechen, ohne die Muskelspindeln zu aktivieren:

- Langsames, ruhiges Dehnen, kein Wippen
- Dehnzeit 20–30 Sek.
- leichtes Ziehen in der Muskulatur, keine Schmerzen
- entspannte Psyche, ruhige tiefe Atmung.

Diese Form der Muskeldehnung bezeichnet man auch als **Stretching** (Anderson, 1980), aus dem sich inzwischen verschiedene Techniken entwickelt haben.
Im Gegensatz dazu steht die Muskelaktivierung über kurze **Dehnreize** unter 8 Sek., wie so genanntes elastisches Dehnen (wiederholte kurze Dehnreize bis 5 Sek.), Sprünge, Sprints und Skipping, oder das bewusste **Setzen von Schmerzreizen** (Fluchtreflex), wie z.B. durch Beklatschen der Oberschenkelinnenseiten, des Gesichts usw., wie es zum Teil im Leistungssport zur Startvorbereitung üblich ist.

Beim gesundheitsorientierten Beweglichkeitstraining kommen vorwiegend Stretching-Übungen und Gymnastik-Teile mit gelenkradiuserweiterndem Charakter zur Anwendung.

Trainingshäufigkeit

Auch hier gilt das Prinzip, dass einige wenige und effektive, aber regelmäßig durchgeführte Übungen erfolgsversprechender sind als eine zeitaufwendige »Stretching-Manie«, die nur schwer in den Tagesablauf einzugliedern ist. Optimal ist ein tägliches Training, es sollte aber zumindest jeden 2. Tag durchgeführt werden.

Trainingszeitpunkt

Ein gesundheitsorientiertes Beweglichkeitstraining erfolgt grundsätzlich morgens zur Vorbereitung auf die täglichen Bewegungsanforderungen. Dazu ist es notwendig 15 Min. früher aufzustehen. Natürlich ist es von Vorteil, es zusätzlich nach längeren Sitzphasen (Auto) oder nach stärkerer körperlicher oder sportlicher Belastung einzusetzen. Außerdem ist es ein unverzichtbarer Bestandteil eines Krafttrainings im Gesundheitssinne (s. Kapitel 9).

Trainingsmethoden

Grundsätzlich ist zwischen einer **Beweglichkeitsgymnastik** und dem eigentlichen **Stretching** (Muskeldehntechnik) zu unterscheiden.
Im Gesundheitsbereich steht bei der gymnastischen Methode die Wirbelsäule im Vordergrund (s. Abb. 60), die Stretching-Methode sollte bei wichtigen, zur Verkürzung neigenden »Schlüsselmuskeln« des gesamten Bewegungsapparates (Abb. 56) zur Anwendung kommen (s. Abb. 61 und 62).
Im Stretching haben sich verschiedene Basismethoden entwickelt, deren Inhalte kurz dargestellt werden:

Passives Stretching

Die Dehnung erfolgt langsam aus der Ausgangsstellung heraus, bis ein deutlicher Dehnwiderstand und ein Ziehen (kein Schmerz) in der Muskulatur spürbar wird. Diese Dehnposition sollte ca. 20–30 Sek. gehalten werden. 2–3 Wiederholungen sind für ein optimales Ergebnis notwendig.

Anspannungs-Entspannungs-Stretching

Aus der Ausgangsstellung heraus erfolgt zunächst eine 5–8 Sek. lange mittelstarke Anspannungsphase gegen Widerstand, dann eine 2–3 Sek. dauernde Entspannung und unmittelbar anschließend ein 15–20 Sek. dauerndes passives Stretching (s. o.). Da sich ein vorher angespannter Muskel im Anschluss sehr gut entspannt, reichen 2 Wiederholungen.

Aktives Stretching

Wieder wird die Dehnausgangsstellung eingenommen. Der zu dehnende Muskel (Agonist) wird nun aber aktiv durch relativ starkes Anspannen des Gegenspielers (Antagonist) gedehnt, z. B. Dehnen des Kniestreckers durch den Kniebeuger. Das Prinzip dieser Dehnmethode beruht auf der Tatsache, dass durch Anspannen eines Muskels die gegenläufige Muskulatur gehemmt wird. Die Dehnzeit beträgt 15–20 Sek., 2 Wiederholungen sind ausreichend.
Für ein gesundheitsorientiertes Beweglichkeitstraining genügt es, **eine** Methode auszuwählen. Am einfachsten ist das passive Dehnen, am effektivsten die Anspannungs-Entspannungs-Technik.

Praktische Tipps

- Effektives Beweglichkeitstraining erfordert eine bequeme Bekleidung.
- Eine ruhige Atmosphäre fördert den Trainingseffekt.
- Für Bodenübungen eignen sich Schaumstoffmatten (Camping).
- Begonnen wird mit einer leichten Wirbelsäulengymnastik, dann folgen Stretching-Übungen.
- Die Konzentration sollte sich ganz auf den zu dehnenden Muskel richten.
- Ein angenehmes Ziehen zeigt den richtigen Dehneffekt an.
- Die Atmung sollte ruhig und tief sein.
- Eine verlängerte Ausatemphase erhöht den Dehneffekt.
- Stretching entspannt Körper und Geist.
- Der Hüftbeugemuskel (s. Abb. 57) besitzt im gesamten Dehnprogramm der Wirbelsäulen-Hüftbeweglichkeit eine Schlüsselfunktion, da er wie kein anderer die Haltung und damit die Dreh- und Schwerpunktverhältnisse in aufrechter Körperposition beeinflussen kann, seine Dehnung sollte in keinem Stretchingprogramm fehlen!
- Dehnen und Kräftigen gehört optimalerweise zusammen, einem verkürzten Muskel steht meist ein abgeschwächter gegenüber.
- Im fortgeschrittenen Alter gilt: Stabilität vor Beweglichkeit, Überbeweglichkeiten sind zu vermeiden.

Beweglichkeitsübungen Wirbelsäule – Mobilisationsgymnastik

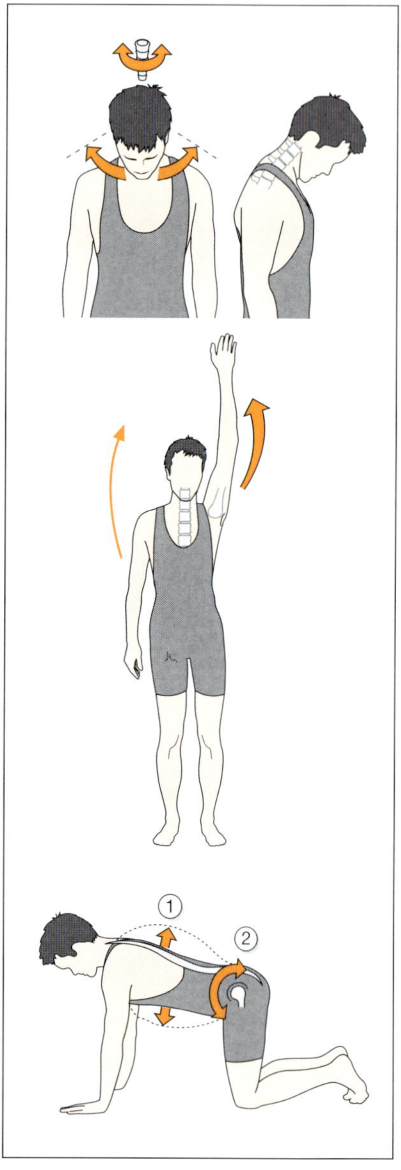

Abb. 60 Mobilisationsgymnastik der Wirbelsäule.

Ziel:
Mobilisierung von zur Blockierung neigenden Wirbelsäulensegmenten, Vorbeugung von Überbeweglichkeiten in der Nachbarschaft von blockierten Wirbelsäulenabschnitten

Halswirbelsäule:
- gerade hinstellen oder sitzen
- Kinn zur Brust absenken
- langsame, scheibenwischerartige Drehbewegung des Kopfes nur vor dem Brustbein, kein Kopfkreisen!
- wechselweise nach jeder Seite 3–5 Wiederholungen
- Anmerkung: zusätzlicher Dehneffekt für die hintere Nackenmuskulatur

Brustwirbelsäule – Schultergürtel:
- gerade hinstellen, Blick nach vorne
- Arme wechselweise hochstrecken
- offene Handflächen zeigen nach vorne
- jede Seite 3–5 Wiederholungen

Lendenwirbelsäule – Brustwirbelsäule:
- Hinknien (»Vierfüßlerstand«)
- Kopf bleibt in Rumpfachse, Blick zum Boden
- 1. Katzenbuckel im langsamen Wechsel mit leichtem Hohlkreuz
- 2. Becken bei stabilem Schultergürtel langsam nach vorne abkippen und wieder heben
- jeweils 3–5 Wiederholungen

Beweglichkeitsübungen Wirbelsäule – Stretching

Ziel:
Dehnen von zur Verkürzung neigenden wirbelsäulenverspannenden Muskeln,
Vorbeugung und Reparation von Haltungsschäden

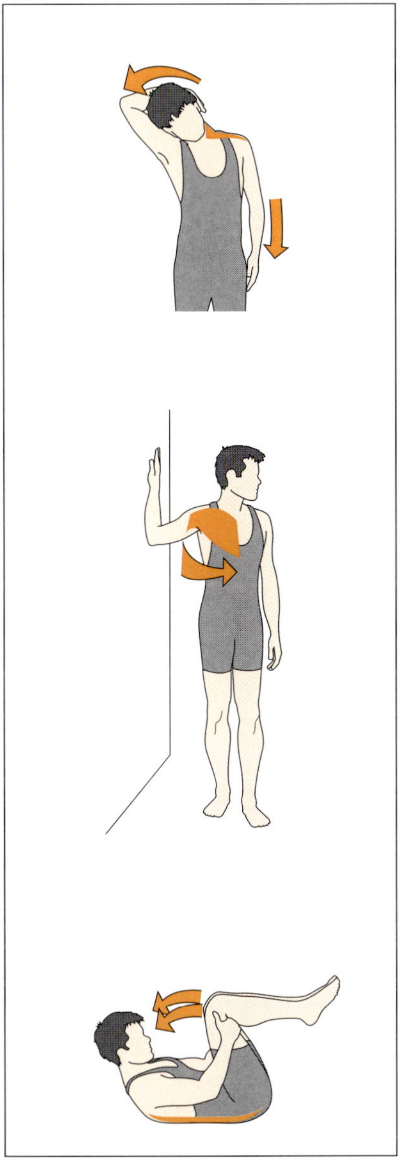

Abb. 61 Stretching-Übungen wirbelsäulenführender Muskeln.

Hintere und seitliche Halsmuskulatur:
- Ausgangsstellung: sitzen oder stehen
- Kopf seitlich und leicht nach vorne neigen
- eine Hand umfasst den Kopf
- 20–30 Sek. Zug in Richtung der Kopfneigung
- gleichzeitig zieht der Arm der Gegenseite die Schulter nach unten
- 2–3 Wiederholungen pro Seite

Brustmuskulatur:
- Ausgangsstellung: stehen, leichte Schrittstellung
- 90°-gewinkelten Arm am Türrahmen o. Ä. abstützen
- Drehung des Rumpfes vom Arm weg (20–30 Sek.)
- 2–3 Wiederholungen pro Seite

Rückenstreckmuskulatur:
- Ausgangsstellung: Rückenlage
- Beine anziehen, beide Hände umfassen die Oberschenkelrückseite unterhalb der Knie
- bei leicht gespreizten Knien die Beine zum Rumpf ziehen (20–30 Sek.)
- der untere Rücken soll dabei am Boden bleiben
- 2–3 Wiederholungen

Beweglichkeitsübungen Hüft- und Beinmuskulatur – Stretching

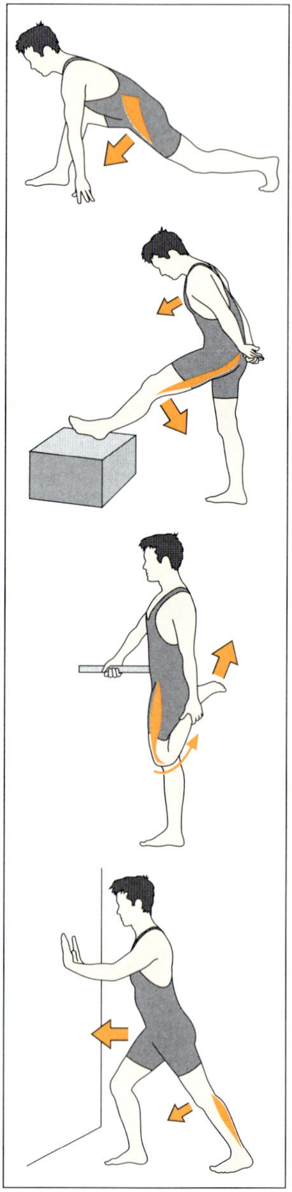

Abb. 62 Stretching-Übungen Hüft- und Beinmuskulatur.

Ziel:

Dehnen der die Lendenwirbelsäulen- und Beckenstellung beeinflussenden Muskeln,
Erweiterung des Bewegungsspielraumes der Lendenwirbelsäule und der Hüftgelenke,
Dehnen der knie- und sprunggelenkführenden Muskulatur,
Beseitigung von Muskelungleichgewichten

Hüftbeugemuskulatur:

- Ausgangsstellung: Riesenausfallschritt, kniend
- Der Oberkörper liegt auf dem vorderen Bein.
- Beide Hände stützen am Boden ab.
- Hüfte Richtung Boden drücken, kein Hohlkreuz
- Intensivierung durch Streckung des hinteren Knies
- 2–3 Wiederholungen pro Seite, Dehnzeit 20–30 Sek.

Kniebeugemuskulatur:

- Ausgangsstellung: Ablegen der Ferse auf einem Hocker
- Kniegelenk leicht gebeugt
- Hände auf dem Rücken
- gerade gehaltenen Oberkörper leicht nach vorne legen
- Kniegelenk langsam strecken
- 2–3 Wiederholungen pro Seite, Dehnzeit 20–30 Sek.

Kniestreckmuskulatur:

- Ausgangsstellung: stehen, freie Hand stützt ab
- mit einer Hand Sprunggelenk umfassen, Ferse zum Gesäß hochziehen (20–30 Sek.)
- Hohlkreuz vermeiden
- 2–3 Wiederholungen pro Seite

Wadenmuskulatur:

- Ausgangsstellung: Ausfallschritt nach hinten
- Hände stützen an Wand oder Tisch ab
- Ferse zum Boden drücken
- Hüfte langsam nach vorne schieben, Oberkörper gerade
- 2–3 Wiederholungen pro Seite, Dehnzeit 20–30 Sek.
- Intensivierung durch Beugung des hinteren Kniegelenks

11 Schnelligkeitstraining

Schnelligkeit als definitionsgemäß höchstmögliche Bewegungsgeschwindigkeit besaß im evolutionären Überlebenskampf eine herausragende Bedeutung (Jagd, Flucht usw.), die heute nur noch im Leistungssport zum Tragen kommt. Generell ist deshalb ein Training der Schnelligkeit unter Einsatz der im Sport und Leistungssport üblichen Trainingsmethoden im Gesundheitsbereich nicht notwendig, mit zunehmendem Alter sogar gesundheitsgefährdend, wenn es auf einen nur wenig an Belastungen adaptierten Körper trifft.
Gerade im so genannten mittleren Alter (35 bis 50 Jahre) besteht eine noch relativ hohe Schnellkraft bei vergleichsweise geringer Sehnenbelastbarkeit, da das sich langsam und träge ernährende Bindegewebe zuerst von Alterungsprozessen betroffen ist. Dieses Missverhältnis kann zu erheblicher Schädigung des Sehnengewebes bis hin zu Sehnenabrissen führen. Der statistische Gipfel der Achillessehnen- und Armbizepssehnenabrisse liegt bei den ca. 45-jährigen.
Teilweise kommt in dieser Altersgruppe, insbesondere bei Männern, eine eher »heroisch« geprägte sportliche Einstellung als zusätzlicher Risikofaktor hinzu.

Aus gesundheitsorientierter Sicht besteht deshalb für den älteren Sportler, der Sportarten mit hohen Schnelligkeitsanteilen, wie Tennis, Squash, Volleyball, Basketball, Fußball usw. ausführen will, die Notwendigkeit eines Überlastungsschäden vorbeugenden Ausdauer-, Kraft- und Beweglichkeitstrainings (s. dort).

Man unterscheidet die rein motorische (muskuläre) Schnelligkeit, die sogenannte **Aktionsschnelligkeit**, von der **Reaktionsschnelligkeit**, also der Latenz-Zeit, die von der Reizaufnahme bis zur ersten motorischen Aktion vergeht. Sie wird im Wesentlichen durch die Verarbeitungsgeschwindigkeit des Nervensystems bestimmt (Abb. 63).
Während die rein motorische Schnelligkeit im Gesundheitstraining des alternden Menschen eine zwar lustvolle, aber untergeordnete Bedeutung besitzt, ist die Reaktionsschnelligkeit auch im höheren Alter im Hinblick auf eine wirksame Unfallprophylaxe wichtig. Das heißt, je schneller die Reaktion auf einen unerwarteten Reiz erfolgen kann (z. B. herannahendes Auto, Ausgleiten, Stolpern usw.), desto wirksamer können gesundheitserhaltende Gegenmaßnahmen eingeleitet werden (z. B. ein Unfall, ein Schenkelhalsbruch usw. können vermieden werden).
Die Reaktionsschnelligkeit korrespondiert sowohl anatomisch wie funktionell eng mit den koordinativen Fähigkeiten, während die Aktionsgeschwindigkeit in einem – wenn auch lockeren – Verbund mit den Kraftfähigkeiten steht.

Beim älteren Menschen fördert ein Training der Koordination (s. Kapitel12) und der Kraft (s. Kapitel9) gefahrlos sowohl die Reaktions- wie auch die Aktionsschnelligkeit in einem für ein gesundheitsorientiertes Ziel ausreichendem Maße. Ein spezifisches Schnelligkeitstraining ist deswegen in dieser Altersgruppe nicht notwendig.

Abb. 63 Reaktions- und Aktionsschnelligkeit am Beispiel eines Schutzreflexes vor einem heranfliegenden Gegenstand.

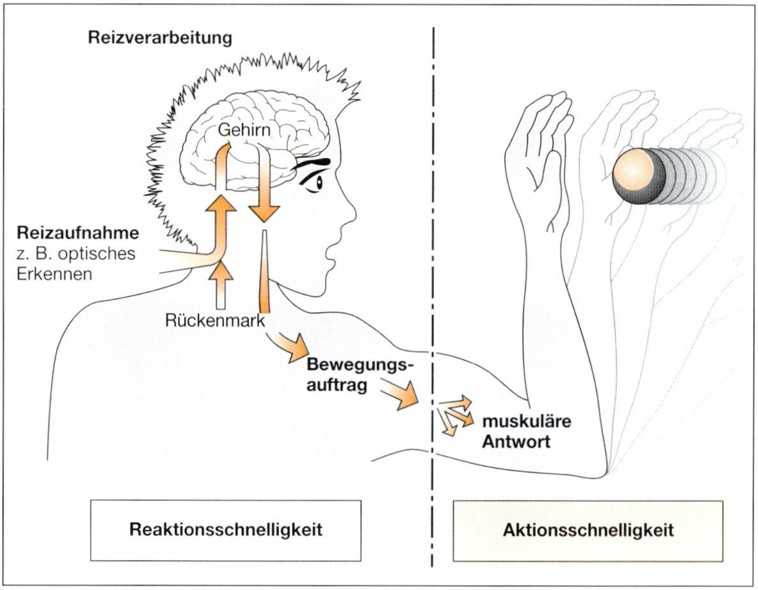

Im Kinder-, Jugend- und frühen Erwachsenenalter besitzen schnelligkeitsbetonte Übungen, Spiele und Sportdisziplinen eine besondere Anziehungskraft, da sie dem naturgegebenen Bewegungsdrang am nächsten kommen, äußerst lustvoll empfunden werden und auch eine gewisse Ventilfunktion für Rivalitäten und aufgestaute Aggressionen besitzen. Da in diesem Alter der Bewegungsapparat eine gute Belastungstoleranz hat, sollte man sich hüten, mit dem Zeigefinger des Gesundheitsapostels an die reine Vernunft zu appellieren, will man die Akteure nicht verlieren. Zudem entwickelt sich in diesem Lebensabschnitt unter hochintensiven Belastungen ein verbessertes Körpergefühl und die Anlage breiter körperlicher Fertigkeiten, von denen lebenslang profitiert werden kann. Die Chance, den natürlichen Bewegungsdrang in ein Bewegungsbewusstsein umzuwandeln, ist nie mehr so groß wie in diesem Lebensabschnitt.

Bei Kindern und Jugendlichen sollte deshalb grundsätzlich jede vernünftig gelenkte und nicht gesundheitsschädigende Sportart – unabhängig von ihrem »gesundheitlichen« Wert – gefördert werden. Denn der Einstieg in den Sport erhöht die Sensitivität für den eigenen Körper, und diese wiederum ist dann im mittleren bis höheren Alter oft die Triebfeder für ein gesundheitsorientiertes Bewegungstraining.

12 Koordinationstraining

Stark vereinfacht versteht man unter Koordination die **Abstimmung eines gezielten Bewegungsablaufes unter der Kontrollfunktion des Zentralnervensystems (Gehirn, Rückenmark)**. Die Abstimmung von Muskeln und Nervensystem erfolgt einerseits **innerhalb eines Muskels** zwischen den einzelnen Muskelfasern (intramuskuläre Koordination), andererseits **zwischen den einzelnen Muskelgruppen** (intermuskuläre Koordination). Um eine gezielte Bewegungsantwort geben zu können, benötigt das Zentralnervensystem aber möglichst viele Informationen zur Bearbeitung des Bewegungszieles. Diese Information gibt ein aufwendiges Fühler-(Rezeptor-)System, das über den ganzen Körper verteilt ist. Man kann den Ablauf mit einem Computermodell vergleichen: Der Dateneingabe (Rezeptorinformation) folgt deren Berechnung (Bearbeitung) und Speicherung und schließlich die Datenausgabe (motorische Aktion) (s. Abb. 64). Darüber hinaus besteht aber im koordinativen Prozess ein Rückkopplungs-System mit Neuanpassung des Bewegungsmusters an die jeweils neu entstandene Bewegungssituation.

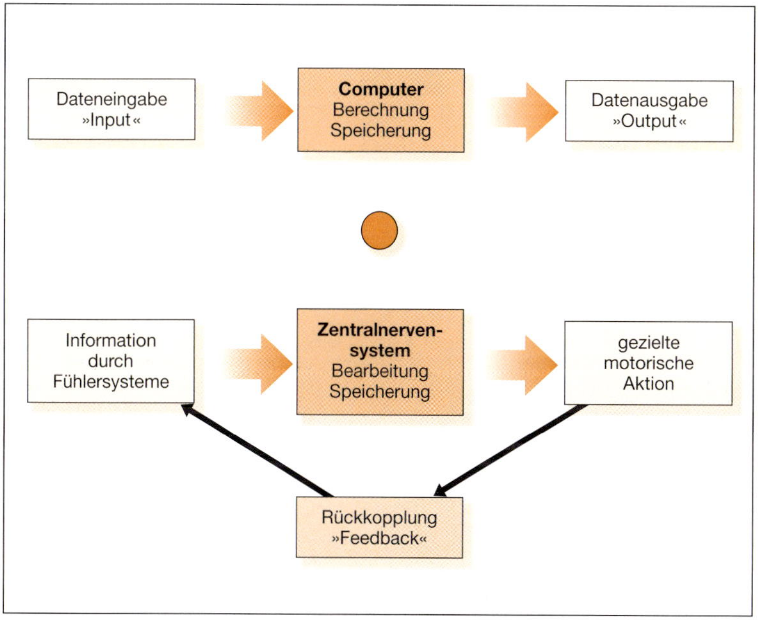

Abb. 64 Computermodell und koordinativer Prozess im Vergleich.

Die wichtigsten Fühlersysteme (Abb. 65) finden sich einerseits am Kopf,

- optisches System → Stellung des Kopfes im Raum
- Gleichgewichtsorgan → Beschleunigungsbewegungen des Kopfes
- Gehör → akustische Zuordnung

andererseits über den Bewegungsapparat verteilt

- Muskelspindeln → Muskellänge, Schwerkraft
- Sehnenorgane → Sehnenspannung
- Gelenkfühler → Gelenkstellung
- Hautfühler → Berührung, Schmerz

Abb. 65 Informationssysteme des Zentralnervensystems.

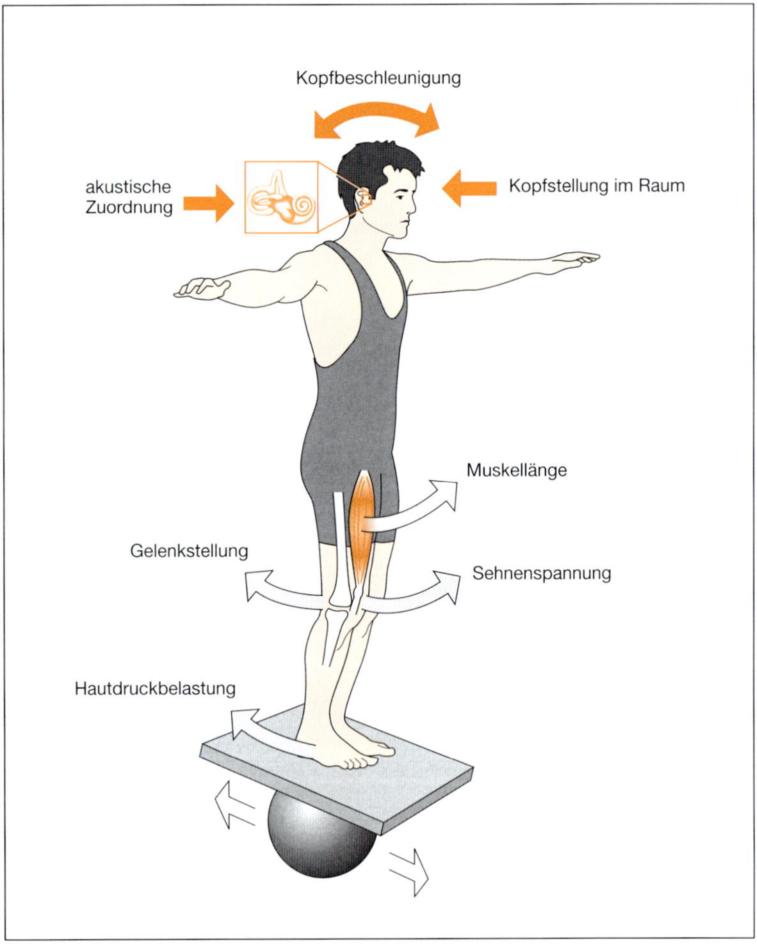

Diese Informationen werden nun im Zentralnervensystem unterschiedlich bearbeitet. Auf Rückenmarksebene werden Meldungen aus der Peripherie vorwiegend über vorgegebene Reflexmuster beantwortet (s. Fluchtreflex, Abb. 34), während im Gehirn einerseits genetisch vorgegebene Bewegungsprogramme, andererseits aber auch erlernte und gespeicherte Bewegungsabläufe abgerufen werden können. Gehirn und Rückenmark arbeiten dabei eng zusammen und es besteht eine gegenseitige Beeinflussbarkeit. So »lähmt« Angst reflektorische Aktionen (Reflexhemmung), während Freude die motorische Aktion fördern kann (Reflexbahnung).
Die anatomische Reifung der koordinativen Systeme ist bis zum 13. Lebensjahr abgeschlossen. Bis dahin, insbesondere im Alter zwischen 6 und 12 Jahren (»Goldenes Lernalter«), entwickelt sich bei evolutionär-genetischer Vorgabe von Reflex- und Bewegungsprogramm-Grundlagen die Qualität des koordinativen Systems um so höher, je größer die gestellten Anforderungen sind.
»Wir lernen durch Tun, und tun nur, was wir gelernt haben« (Sandström, 1994).
Mit zunehmendem Lebensalter fällt dann die organismische Bereitschaft zur Neuerlernung koordinativer Aufgaben langsam ab. Grundsätzlich bedeutet dies, dass die koordinativen Fähigkeiten im Alter um so höher sind, je mehr sie im Schulkindalter geschult wurden (Abb. 66).

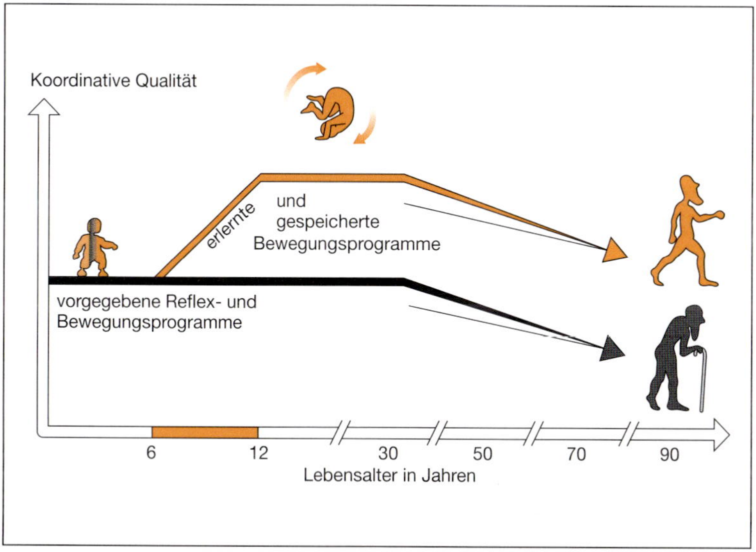

Abb. 66
Die Höhe der im Schulkindalter erreichten koordinativen Fähigkeiten bestimmt die koordinative Leistungsfähigkeit im Alter.

Die koordinativen Fähigkeiten sind damit die Summe aus einer entwicklungsgeschichtlich-genetischen Anlage und einem Bewegungslernprozess. Nochmals sei hier an die fundamentale Bedeutung des Sportunterrichts an den Schulen erinnert.

Bedeutung der Koordination

Im Leistungssport sind gute koordinative Fähigkeiten eine unverzichtbare Voraussetzung zur Umsetzung der konditionellen Grundqualitäten Ausdauer, Kraft, Schnelligkeit und Beweglichkeit. Auch die sportliche Technik (z. B. Umgang mit Sportgeräten) wird im Wesentlichen durch koordinative Beanspruchung bestimmt. Aus gesundheitsorientierter Sicht liegt die Bedeutung der koordinativen Fähigkeiten hauptsächlich in einer **Ökonomisierung des Bewegungsablaufes** und in einer **verminderten Verletzungsgefahr**.

- Ökonomisierungseffekt
  Je höher die koordinativen Fähigkeiten sind, umso ökonomischer, direkter und präziser erfolgt der Bewegungsablauf. Daraus resultiert für eine vorgegebene muskuläre Belastung:
  - ein verminderter Energieaufwand
  - eine Reduzierung des Sauerstoffbedarfs
  - ein verminderter Krafteinsatz
  - eine geringere Ermüdbarkeit.

  Dieser »Spareffekt« kommt besonders im Alter und bei chronischen Erkrankungen, z. B. des Herz-Kreislauf-Systems, zum Tragen, indem er Überlastungen vermeiden hilft.
- Verminderte Verletzungsgefahr
  Gute koordinative Fähigkeiten arbeiten der mit zunehmendem Alter ansteigenden Verplumpung des Bewegungsablaufes und der daraus resultierenden Verletzungsbereitschaft bereits bei Bagatellunfällen, wie Stürzen usw., entgegen. Die im höheren Alter häufige und gefürchtete Schenkelhalsfraktur würde durch ein zielgerichtetes Bewegungstraining sicherlich an Schrecken verlieren: Ein gesundheitsorientiertes Koordinationstraining verringert die Sturzgefahr, ein leichtes Krafttraining beugt der Alters-Osteoporose (erniedrigte Knochenbruchschwelle) vor.

Auch bei jüngeren Menschen läßt sich ein zunehmender Rückgang der körperlichen Gewandtheit beobachten. Dies dürfte einerseits Folge der passiven Mobilität und eines damit verbundenen veränderten Körperbewusstseins sein, andererseits aber auch einer Resignation vor dem mit Sport verbundenen Leistungsgedanken.

Hier wird es die Aufgabe der Eltern, der Schule und der Sportvereine sein, ein Bewusstsein zu schaffen, das die Notwendigkeit einer geistig-körperlichen Synthese unabhängig vom sportlichen Ergebnis anerkennt. Nirgends liegt diese Verbindung näher als bei einem Training der Koordination.

Für die zahlreichen Fun-, »Kick«- und Risikosportarten gilt: Nur wer seinen Körper kennt und fühlt, kann sich einem kalkulierbaren Risiko aussetzen. Alleine durch den Kauf TÜV-geprüfter Helme und Protektoren wird dem Problem der Unfallneigung infolge mangelnder Körperbeherrschung nicht abgeholfen.

Als **positiver Nebeneffekt** des koordinativen Trainings findet sich eine Erhöhung der konzentrativen Leistungsfähigkeit. Denn die zahlreichen Informationsreize führen über bestimmte Hirnstamm- und Mittelhirnbezirke zu einem erhöhten Aktivierungsgrad der Großhirnrinde: **Koordinationstraining »schärft die Sinne«**.

Fundamentale koordinative Fähigkeiten

Um die Inhalte eines koordinativen Trainings besser verstehen zu können, ist die Kenntnis der fünf »fundamentalen koordinativen Fähigkeiten« von entscheidender Bedeutung:

- **Räumliche Orientierungsfähigkeit**
  Bestimmung und Beeinflussung der Stellung und Bewegung des Körpers im Raum und zur Zeit, z. B. Aufspringen auf einen anfahrenden Bus.
- **Bewegungsempfindung**
  Fähigkeit der Feinabstimmung der Körpermotorik aufgrund erhöhter Körperwahrnehmung, z. B. Fortbewegung (Schleichen) im Dunkeln.
- **Gleichgewichtsfähigkeit**
  Halten oder Wiederherstellen der optimalen Körpergleichgewichtsposition bei kleiner oder beweglicher Unterstützungsfläche, z. B. Balancieren über schmalen Felsgrat.
- **Reaktionsfähigkeit**
  Schnelles, zweckgerichtetes Handeln auf Signale oder überraschende Bewegungsmuster, z. B. Vermeidung eines Sturzes durch entsprechendes Reagieren bei plötzlichem Ausgleiten.
- **Rhythmusfähigkeit**
  Erfassen, Speichern und Durchführen zeitlich-dynamischer komplexer Bewegungsabläufe, z. B. Erlernen der Skilanglauftechnik.

Über eine zielgerichtete Reizung der eingangs besprochenen Fühler-(Rezeptor-) Systeme, also optisches System, Gleichgewicht, Gehör, Muskelspindeln, Sehnenorgane, Gelenk- und Hautfühler, gelingt es nun, Anpassungsreaktionen im Bereich dieser koordinativen Grundfähigkeiten zu erzielen. Voraussetzung ist allerdings eine ausreichende Funktion der Fühlersysteme, das heißt eine Fehlsichtigkeit, eine Schwerhörigkeit usw. sollten in jedem Fall durch Brille, Hörgerät usw. ausgeglichen werden. Zusätzlich kann die Rezeptor-Sensitivität durch gezielte Maßnahmen erhöht werden, z. B. barfüßiges Balancieren.
So lassen sich auch im höheren Lebensalter die in der Kindheit erlernten und gespeicherten einfachen Bewegungsprogramme relativ schnell und problemlos wieder abrufen, ähnlich einem früher erlernten Gedicht, das nach kurzzeitiger Lesearbeit wieder auswendig gekonnt wird. Ein großer »Schatz« an gespeicherten Bewegungsmustern ist damit die beste Voraussetzung für die neuerliche Aktivierung der koordinativen Fähigkeiten.
Auch das Neuerlernen einfacher bis mittelschwerer koordinativer Aufgaben ist im mittleren bis höheren Lebensalter möglich – nur erheblich mühevoller. In jedem Falle sind aber ausreichende muskuläre Grundqualitäten im Kraft-(Schnelligkeits-), Ausdauer- und Beweglichkeitsbereich notwendig, um die koordinativen Fähigkeiten überhaupt praktisch umsetzen zu können (Abb. 67). Die größte Gewandtheit nützt nichts, wenn z. B. die Muskulatur über einen längeren Aktionszeitraum vorzeitig ermüdet und damit die zentralnervöse Regulation empfindlich stört. Wir finden diese Problematik häufig in der Ursachenkette der alpinen Ski-, Bergsteiger- und Kletterunfälle (GEIGER, 1987/92).

Abb. 67
Die koordinativen Fähigkeiten als Ergebnis der zentralnervösen Abstimmung der motorischen Basisqualitäten. Die Qualität der konditionellen muskulären Grundfähigkeiten beeinflusst das koordinative Ergebnis positiv oder negativ.

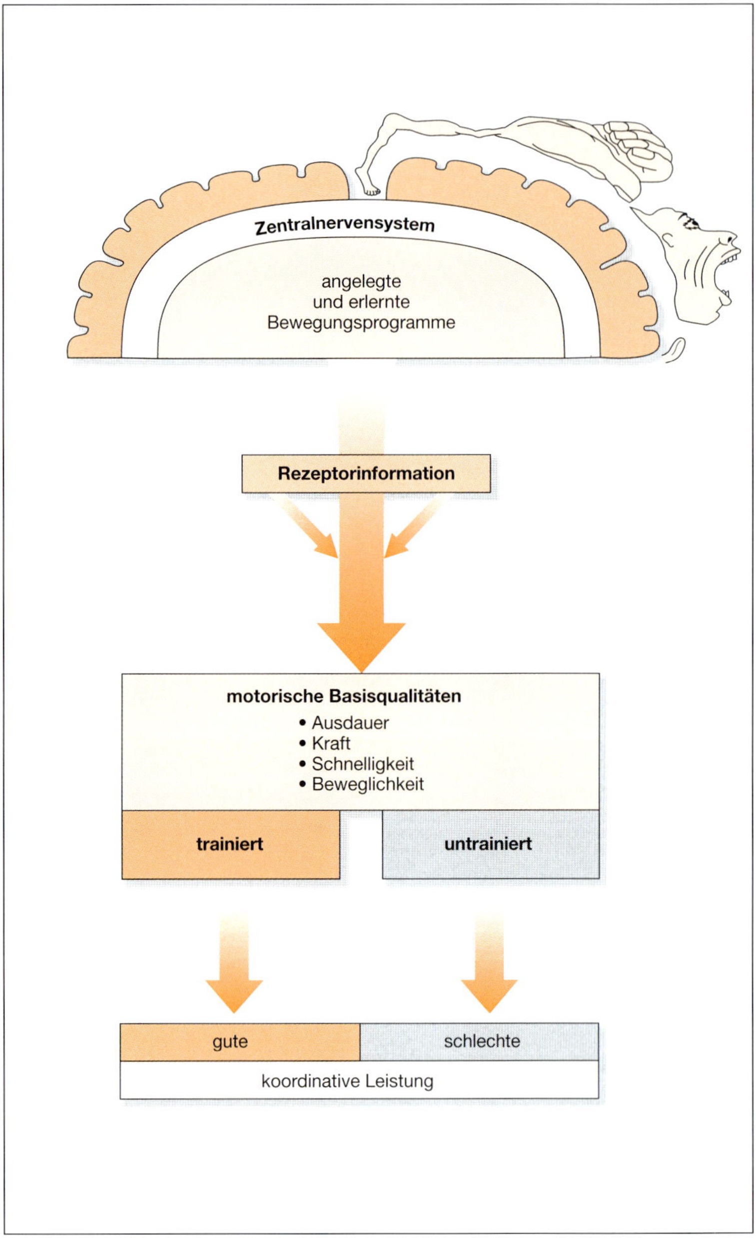

Gesundheitsorientiertes Koordinationstraining für Kinder und Jugendliche

Prinzipiell gilt es beim Koordinationstraining zwischen dem Erlernen und Speichern eines möglichst breiten koordinativen Bewegungsspektrums in der Kindheit und Jugend und dessen Erhaltung bzw. Wieder- oder Neuerlernung im Erwachsenenalter zu unterscheiden.

Wie bereits mehrfach betont, bietet sich bei Kindern und Jugendlichen vor allem der Altersabschnitt zwischen dem 6. und 13. Lebensjahr besonders an, da hier die Entwicklung des Zentralnervensystems dem Körperwachstum deutlich vorauseilt (Abb. 68). Damit steht einer hohen Plastizität und Lernfähigkeit des Nervensystems eine nur relativ geringe Änderung der Extremitätenhebel gegenüber. Diese Konstellation ermöglicht bei in dieser Altersstufe ohnehin erhöhtem Bewegungsdrang optimale Bewegungslernvoraussetzungen.

Da zu Beginn dieser Altersstufe der Eintritt in die Schule erfolgt, wird auch hier wieder die außerordentliche Bedeutung des Sportunterrichts deutlich.

Die Bewegungsinhalte sollten dabei einerseits möglichst breit angelegt sein, um sämtliche fundamentale koordinative Fähigkeiten anzuregen, andererseits aber so flexibel sein, dass auch der dysplastische (z. B. dicke) oder genetisch nur mangelhaft angelegte (z. B. »tollpatschige«) Schüler seine Bewegungsnische finden kann (differenzierter Sport). Gerade sportschwache Kinder sprechen sehr gut auf koordinative Aufgaben innerhalb des Schulsports an und verbessern dadurch ihre Sportnote überdurchschnittlich (Marquardt, 1984). Die in den letzten Jahren veränderte

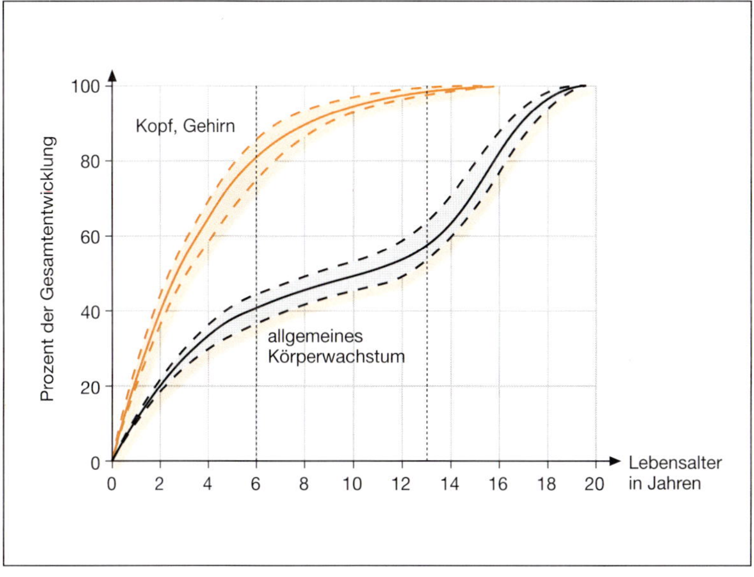

Abb. 68 Unterschiedliche Entwicklungsgeschwindigkeit von Nervensystem und allgemeinem Körperwachstum (nach Scammon, aus: Weineck, 1996).

sozio-ökologische Struktur unserer Gesellschaft erfordert allerdings ein Umdenken in den Schulsportinhalten. Die Bewegungs- und Spielangebote sollten sich auch an den Bedürfnissen der Kinder orientieren.
»Sport muss den Kindern angepasst werden und nicht umgekehrt« (ZIMMER, 1992). Die Rückläufigkeit vieler traditioneller Sportarten und die gruppendynamisch eigenständige Entwicklung zahlreicher »moderner« Sportarten, wie Streetball, Beachvolleyball, Skateboarding, Snowboarding usw., sind Zeichen eines neuen Sportverständnisses, das auch im Schulsport Berücksichtigung finden sollte.
Oberstes Kriterium der praktischen Koordinationsschulung ist die Vielseitigkeit der Übungen. Hier bietet sich für den Kinder- und Jugendbereich ein unerschöpfliches Reservoir an allgemeinen und speziellen Trainingsinhalten, die in komplexen Sportspielen und Sportarten ihren Niederschlag finden (Abb. 69).

Abb. 69 Vielseitigkeit ist das Ziel einer kind- und jugendgerechten koordinativen Schulung.

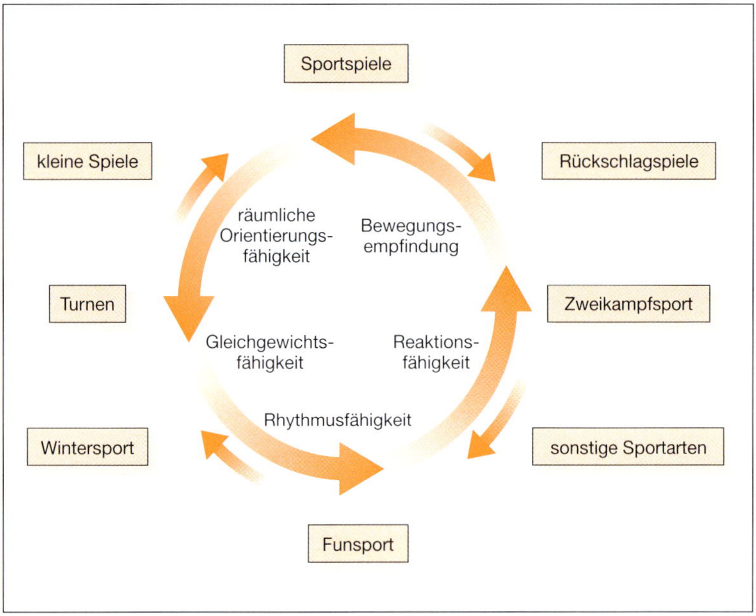

Zuvorderst sind zu nennen:

- Kleine Spiele:
  Prellball, Völkerball, Laufball usw.
- Sportspiele:
  Basketball, Volleyball, Handball, Fußball usw.
- Rückschlagspiele:
  Tennis, Tischtennis, Badminton, Squash usw.
- Zweikampfsportarten:
  Judo, Karate, Taekwondo usw.

- Turnen:
  Bodenturnen, Trampolinspringen, Geräteturnen usw.
- Wintersport:
  Alpines Skifahren, Snowboarding, Skilanglauf, Freestyle, Eislaufen usw.
- Fun-Sportarten:
  Skateboarding, Rollerskating, Windsurfing usw.
- Sonstige Sportarten:
  Tanzen, Klettern, Wasserspringen usw.

Eine im Leistungssport häufig unvermeidbare frühzeitige Spezialisierung sollte dabei vermieden werden, allerdings gilt es entdeckte Talente zu fördern, um eine lustbetonte Bewegungsausübung zuzulassen. Möglicherweise ist eine gute koordinative Schulung auch der sinnvollste Einstieg in eine leistungsorientierte sportliche Karriere.

Gesundheitsorientiertes Koordinationstraining für Erwachsene

Vordringlichste Ziele eines Koordinationstrainings im Erwachsenenalter – insbesondere im höheren Lebensalter – sind, wie bereits besprochen, eine Bewegungsökonomisierung (»Kraftspareffekt«) und eine verminderte Verletzungsgefahr, hauptsächlich durch Sturz.
Der komplexen Bewegungsvielfalt im Kindesalter stehen damit zielgerichtete Bewegungsaufgaben im höheren Alter gegenüber.

Training zur Verbesserung der Bewegungsökonomie

Hierunter fallen vor allem Übungen zur Erhöhung der Bewegungsempfindung, der Gleichgewichts- und der Rhythmusfähigkeit, wobei die beidbeinige Fortbewegung im Vordergrund steht.
Viele dieser Übungen sind in den Alltag integrierbar und nicht an spezielle Geräte oder Sportstätten gebunden. Auch die Kombination mit anderen motorischen Qualitäten wie Ausdauer ist durchaus möglich, so stellt z. B. der Skilanglauf (Skiwandern) Ansprüche an Koordination und Ausdauer. Nachfolgend sind Beispiele koordinativer Bewegungsinhalte aufgeführt, wobei hier der eigenen Phantasie keine Grenzen gesetzt sind (Abb. 70).

Koordinative Übungen – Bewegungsökonomie

Gehen (Laufen) im erschwerten Gelände:
- Begehen eines ausgetrockneten Flussbettes
- barfüßiges Gehen (Laufen) in tiefem Sand
- Wandern in unwegsamen Gelände
- Bergsteigen
- Skilanglauf

Balancieren:
- Gehen auf einer Linie, einem Balken, Seil u. Ä.
- Variationen: Seitwärtsgehen, Rückwärtsgehen
- Zusatzaufgaben: Ball um die Hüften kreisen, hochwerfen, fangen usw.

Tanz und Aerobic:
Musikbegleitung; allein, mit Partner oder in der Gruppe
- Freier Tanz
- Gesellschaftstanz
- Aerobic

Spiele mit niedriger Verletzungsgefahr:
- Rückschlagspiele: Tennis, Tischtennis, Federball usw.
- kleine Spiele: Völkerball, Prellball usw.
- Sportspiele: Volleyball, Basketball usw.

Abb. 70 Übungsvorschläge zur Erhöhung der koordinativen Fähigkeiten im Sinne einer verbesserten Bewegungsökonomie.

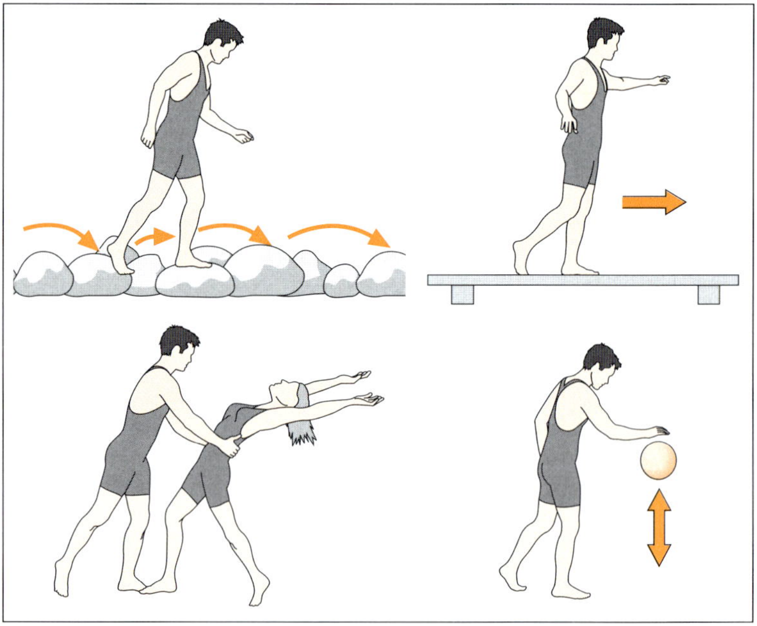

Training zur Verminderung des Verletzungsrisikos

Die Verletzungsstatistik sogenannter Bagatellunfälle im Alltag, z. B. im Haushalt oder auf Radwegen, zeigt ein oft dem Unfallmechanismus inadäquates Verletzungsmuster: Harmlose Stürze führen zu schwerwiegenden Verletzungen wie Knochenbrüchen, ja sogar Schädel-Hirn-Traumen. Ursache ist nicht selten eine auch schon bei jungen, aber vorwiegend bei älteren Menschen anzutreffende zunehmende Rigidität auf äußere Reize, wie plötzliche Änderung des Körperschwerpunktes infolge Ausgleitens, Kippens usw. oder plötzlich einwirkende optische und akustische Wahrnehmungen, z. B. Hindernisse, Hupsignale usw.

Mangelndes Körpergefühl, Unsicherheit und Sturzneigung besitzen meist keinen Krankheitswert, sondern sind das Ergebnis einer ungenügenden Abstimmung des Nerven-Muskelsystems durch Unterforderung.

Damit gilt es – sozusagen als Unfallprophylaxe – schwerpunktmäßig die Qualitäten zu trainieren, die in jeder Situation die Aufrechterhaltung des Körperschwerpunktes und eine adäquate Schutzreaktion des Bewegungsapparats im Falle eines unvermeidbaren Sturzes ermöglichen: Gleichgewicht, räumliche Orientierungsfähigkeit, Bewegungsempfindung und Reaktionsfähigkeit. Aus der großen Zahl der Übungsmöglichkeiten seien beispielhaft nachfolgende Übungen empfohlen (Abb. 71 und 72).

Bei einem Koordinationstraining auf labiler Unterlage, z. B. Kippbrett oder Therapiekreisel, insbesondere aber bei den aufgeführten Fallübungen empfiehlt sich bei älteren Menschen eine Zweitperson zur Hilfestellung. Die Übungsschwierigkeiten sollten auf niedrigem Anforderungsniveau begonnen und dann erst langsam gesteigert werden.

Immer wieder überrascht es, wie schnell dabei die koordinativen Reflexmuster aktiviert werden können und das koordinative Fähigkeitsspektrum bereits nach wenigen Übungen erweitert werden kann.

Ein Training der koordinativen Fähigkeiten zur Unfallprophylaxe entbindet allerdings nicht – falls erforderlich – vom Tragen einer spezifischen Schutzausrüstung, wie beispielsweise Handgelenks-, Knieschützer und Helm beim Inline-Skating.

Koordinative Übungen – Verletzungsprophylaxe

Abb. 71 Übungsvorschläge zur Erhöhung der koordinativen Fähigkeiten im Sinne einer Verletzungsprophylaxe.

Gleichgewichtsübungen im Stehen:

- Beidbeinstand/Einbeinstand: Schwerpunktverlagerung nach vorne, hinten und seitlich
- erschwerende Variationen: Stand auf Weichmatte, Augen schließen

Koordinationsübungen auf beweglicher Unterlage:

- beidbeiniger Stand auf Kippbrett oder Therapiekreisel mit Schwerpunktverlagerungsübungen (s. o.)
- Rollschuhfahren, Schlittschuhlaufen, Inline-Skating, Skateboarding
- alpines Skifahren, Snowboarding

Sprungübungen:

- Beidbeinsprünge auf dem Minitrampolin, mit oder ohne Festhalten an der Sprossenwand
- Beidbeinsprünge über kleine oder imaginäre Hindernisse
- Sprünge ins Schwimmbecken z. B. »Kerze«, »Hecht«, Salto usw.

Gleichgewichtsübungen im Sitzen:

- aufrechter Sitz auf großem Ball (»Pezziball«), Gewichtsverlagerungen nach vorne, hinten und seitlich
- federnde und hopsende Bewegungen auf dem Ball

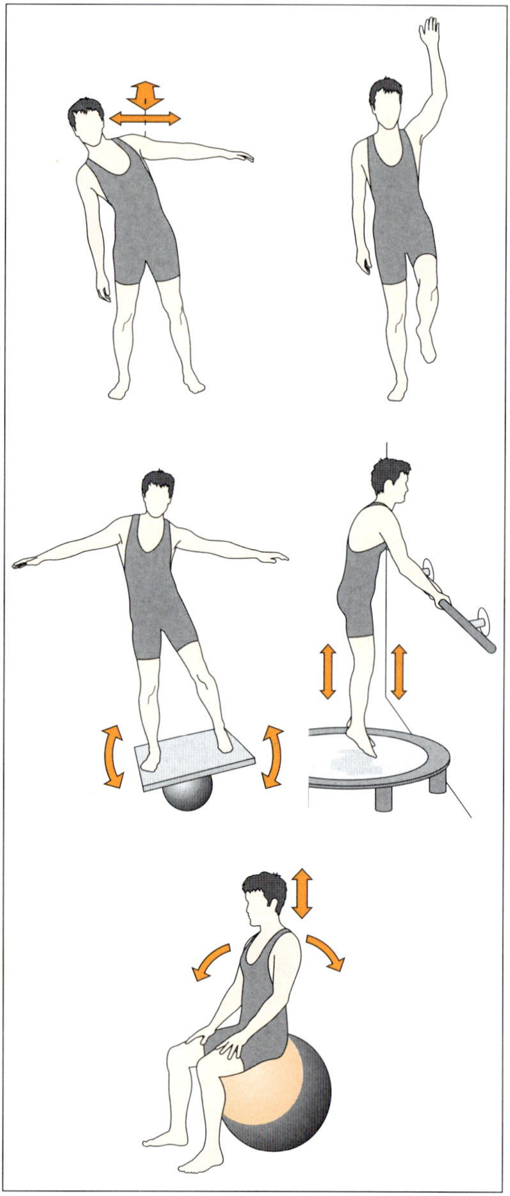

Fallübungen auf der Weichmatte, Matratze, dem Sandboden usw.

Aus kniender Position nach vorne:
- weiches Abfangen mit den Händen und Unterarmen
- Variation: seitliches Umkippen

Aus sitzender Position nach hinten:
- sanfte Abrollbewegung über den Rücken

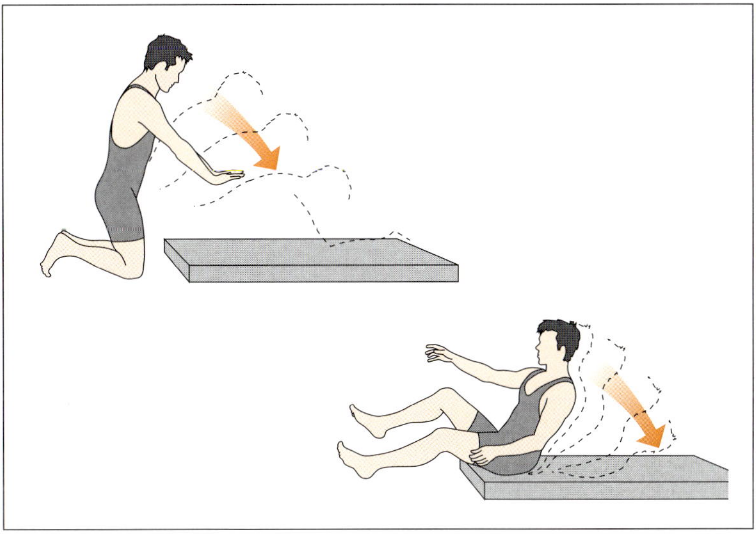

Abb. 72
Fallübungen als Verletzungsprophylaxe.

Fallübungen aus der Tradition klassischer Kampfsportarten:
- Judo
- Karate
- Taekwondo.

Trainingshäufigkeit

Für die Wiederauffrischung bereits früher erlernter Fähigkeiten genügt ein koordinatives Training pro Woche, für das Neuerlernen von koordinativen Bewegungsaufgaben sind wenigstens zwei Reize pro Woche anzusetzen. Grundsätzlich kann die Trainingsfrequenz aber auch deutlich erhöht werden, da der koordinative Reiz selbst kaum Ermüdungserscheinungen verursacht, ausgenommen er ist mit erhöhter muskulärer Belastung verbunden (peripher muskulär-metabolische Ermüdung) oder zu monoton (zentralnervöse Ermüdung).

Praktische Tipps

- Koordinative Übungen bergen bei einer subjektiven Überschätzung des Schwierigkeitsgrades selbst das Risiko von Verletzungen.
- Ihre Auswahl steht deshalb in Abhängigkeit zum individuellen Grundkönnen.
- Begonnen wird mit einfachen Basisübungen, z. B. Gleichgewichtsübungen im Stehen. Erst bei deren Beherrschung erfolgt eine Steigerung, z. B. Koordinationsübungen auf dem Kippbrett usw.
- Eine herausragende Bedeutung besitzt das Minitrampolin, das bei einem hohen Maß an Sicherheit (Festhalten z. B. an der Sprossenwand oder Abstützen mit den Händen an der Wand) eine Aktivierung sämtlicher fundamental koordinativer Grundqualitäten ermöglicht, insbesondere wenn die Beid- oder Einbeinspringserien barfuß (erhöhtes Rezeptor-Gefühl) durchgeführt werden. Als positiver Nebeneffekt findet sich dann zusätzlich noch eine Kräftigung der fußgewölbestabilisierenden Muskulatur, die den zivilisatorisch bedingten Fußdeformitäten (z. B. Senkfuß, Spreizfuß usw.) vorbeugt.

13 Gesundheitsorientiertes Bewegungstraining

Bewegungstraining soll ein möglichst hohes Gesundheitsniveau schaffen und nicht zu belastungsinduzierten Beschwerden führen.
Deshalb kommt neben der ärztlichen Untersuchung den Rahmenbedingungen wie beispielsweise der Auswahl der Bewegungsinhalte und des Materials besondere Bedeutung zu.

Körperliche Voraussetzungen

Grundsätzlich müssen die Bewegungsziele, die in den einzelnen Kapiteln abgehandelt wurden, in Relation zu den vorliegenden eigenen körperlichen Voraussetzungen gesetzt werden.
Ein unter statischen Bedingungen »gesunder« Organismus kann unter dynamischer Belastung dekompensieren, das heißt »krank« werden.
Im Zweifelsfall kann eine ärztliche Eignungsuntersuchung (s. Kapitel 15) Klarheit schaffen.

Übergewicht

Unter Laufbedingungen (»Jogging«) erhöht sich in der Landephase die Impulsbelastung auf den Bewegungsapparat um das 2- bis 3-fache des jeweiligen Körpergewichts. Der normalgewichtige Läufer toleriert diese vermehrte Beanspruchung ohne Schaden.
Bei einem vorliegenden Übergewicht von mehr als 10% des Normalgewichtes kommt es während länger andauernden Läufen mit der Zeit zu einem Summationseffekt der überhöhten Einzelbelastungen, der die entsprechende Belastungstoleranz von Kniegelenken, Hüftgelenken, Sprunggelenken und unterer Lendenwirbelsäule ganz erheblich überschreiten und dadurch einen Überlastungsschaden provozieren kann (Abb. 73).
Alternativ zur Laufbelastung empfiehlt sich deshalb bei Übergewicht schnelles oder zügiges Gehen, Radfahren, Skiwandern, Schwimmen usw., da hier keine axialen Stöße auf den Gelenkknorpel und die Bandscheiben einwirken. Beim Radfahren verstärkt sich dieser Effekt dadurch, dass der Hauptanteil des Gewichts auf dem Sattel ruht und nicht von den Gelenken getragen werden muss. Ebenso wirkt beim Schwimmen der Auftrieb im Wasser der Gewichtskraft entgegen.
Nach Erreichen des Normalgewichtes ist dann auch wieder Laufen möglich.

Abb. 73
Übergewicht führt unter Laufbedingungen zu einem überproportionalen Belastungsanstieg für den Bewegungsapparat, der die Grenzen der Belastungstoleranz überschreiten kann.

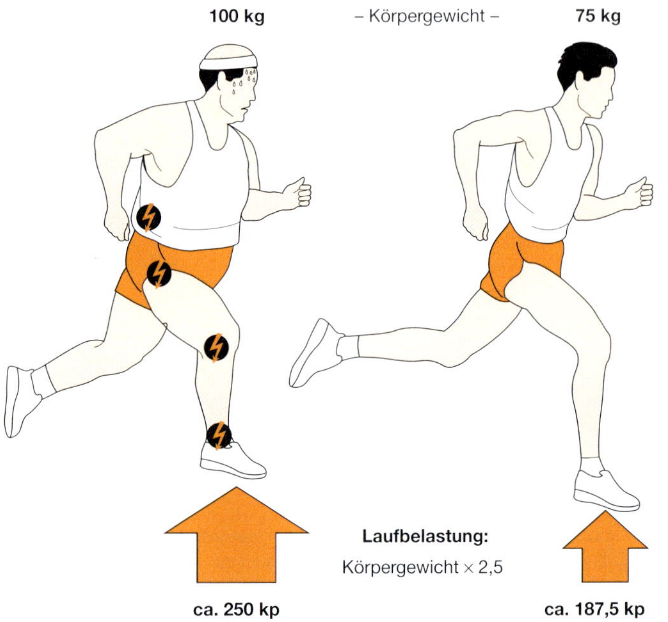

Stark vereinfacht ergibt sich dadurch auf einer Laufstrecke von 1000 m bei einem Übergewicht von 25 kg und einer Schrittlänge von 75 cm eine Mehrbelastung von weit über 40000 kp pro Bein, was unter Berücksichtigung der Erdanziehungskraft (Faktor 9,81) einer Gewichtskraft von ca. 400000 N entspricht.

Fehlstatik

Biomechanisch ungünstige körperliche Voraussetzungen, wie Wirbelsäulenfehlhaltungen, X- oder O-Bein und Fußdeformitäten, können unter vermehrter Beanspruchung ebenfalls zu Überlastungsreaktionen und -schäden führen. So finden sich häufig die in Abb. 74 aufgeführten Kombinationen.
Folgende beispielhaft angeführten fehlstatischen Voraussetzungen sollten in jedem Falle Berücksichtigung finden:

- Hohlrücken
  - Ausgleich der Muskelungleichgewichte durch Dehnen des Hüftbeugemuskels und Kräftigen der Bauchmuskulatur (s. Kapitel 9 und 10), im Zweifelsfall durch eine krankengymnastische Übungsbehandlung auf Verordnung des Arztes (ärztliche Untersuchung!).

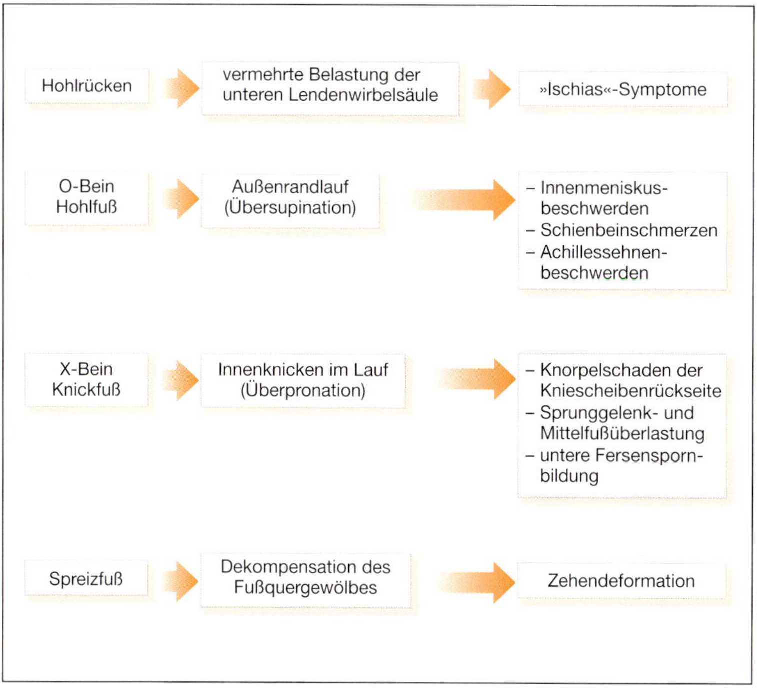

Abb. 74 Fehlstatische körperliche Voraussetzungen führen unter vermehrter Beanspruchung zu Überlastungsschäden.

- Vermeidung lendenwirbelsäulenbelastender Übungen
- Richtige Materialwahl, z.B. Verwendung eines hohen Lenkers auf dem Rad usw.

■ Außenrandlauf (O-Bein, Hohlfuß)
- Verwendung von speziellen Laufschuhen für Außenrandläufer
- Passive Schaumstoffeinlagen mit Außenranderhöhung nach ärztlicher Verordnung

■ Innenknicken im Lauf (X-Bein, Knickfuß)
- Verwendung von speziellen Laufschuhen gegen Innenknicken
- Passive Schaumstoffeinlagen mit Längsgewölbeunterfütterung nach ärztlicher Verordnung

■ Spreizfußprobleme
- Verwendung von Sportschuhen mit Mokassinschnitt und ausreichendem Zehenspiel
- Einlagen mit Quergewölbestützen oder Schuhzurichtung mit entsprechenden Querfußpelotten nach ärztlicher Verordnung

Bekleidung

Oberbekleidung

Hier gelten vor allem die Kriterien
- Bequemlichkeit,
- Funktionalität und
- gute Thermoregulation unter Hitze- und Kältebedingungen,

die beim Kauf Beachtung finden sollten.
Im Sommer besteht das Risiko eines Hitzestaus, dem durch gute Zirkulation mit Abdunstung des Schweißes (Verdunstungskälte) vorgebeugt werden kann. Der Winterkälte begegnet man am besten über mehrere dünne Schichten bzw. Fleece- oder Windstoppermaterialien und Gore-tex oder einer vergleichbaren luftdurchlässigen, aber wasserdichten Überbekleidung.

Sportschuh

Die Auswahl des richtigen Sportschuhes, insbesondere des Laufschuhes, besitzt eine nicht zu unterschätzende Bedeutung, da aufgrund einer hohen Variationsbreite des Angebotes eine positive, aber auch eine negative Beeinflussung des Bewegungsablaufes möglich ist. Der gute Laufschuh weist spezielle Konstruktionsmerkmale auf, die folgende Bedeutung besitzen (Abb. 75):
- Fersenkappe
  Sie stabilisiert beim Gehen und Laufen die Fersenbeinbewegung in der Auftritt(-prall-)phase und gibt in der Abrollphase durch Unterstützung seitlicher Führungselemente die richtige Richtung zum Großzehenballen vor. Die Ferse sollte so gut in die Polsterung der Fersenkappe eingebettet sein, dass seitlich maximal ein Finger mit leichtem Widerstand hineinpasst.
- Führungselemente
  Neben den seitlichen Führungselementen zur Stabilisierung der Abrollbewegung beim Normalläufer unterscheidet man weitere spezielle Baumerkmale in Abhängigkeit vom Belastungstyp:
  1. Pronationsführung:
  Ein innenseitiger Zwischensohlen-Schaumstoffhärtekeil, der von der Ferse bis zum Mittelfuß reicht, beugt einem Belastungsinnenknicken (Überpronation) vor. Sportschuhe mit diesem Führungselement sollten bei Läufern mit Tendenz zum Innenknicken im Sprunggelenk Verwendung finden (Knickfuß, X-Bein usw.)
  2. Supinationsführung:
  Dabei handelt es sich um eine außenseitige Verstärkung des Sohlenmaterials über Schaumstoffteile sowie der seitlichen Führungselemente. Läufer mit Tendenz zum übermäßigen Außenrandlaufen (Übersupination), häufig beim Hohlfuß, O-Bein usw., sollten diesen Schuhtyp verwenden.

Wichtige Hinweise zur Zuordnung des Lauftyps gibt der ungleichmäßige Sohlenabrieb gebrauchter Schuhe und/oder eine Laufbegutachtung durch den Fachverkäufer.

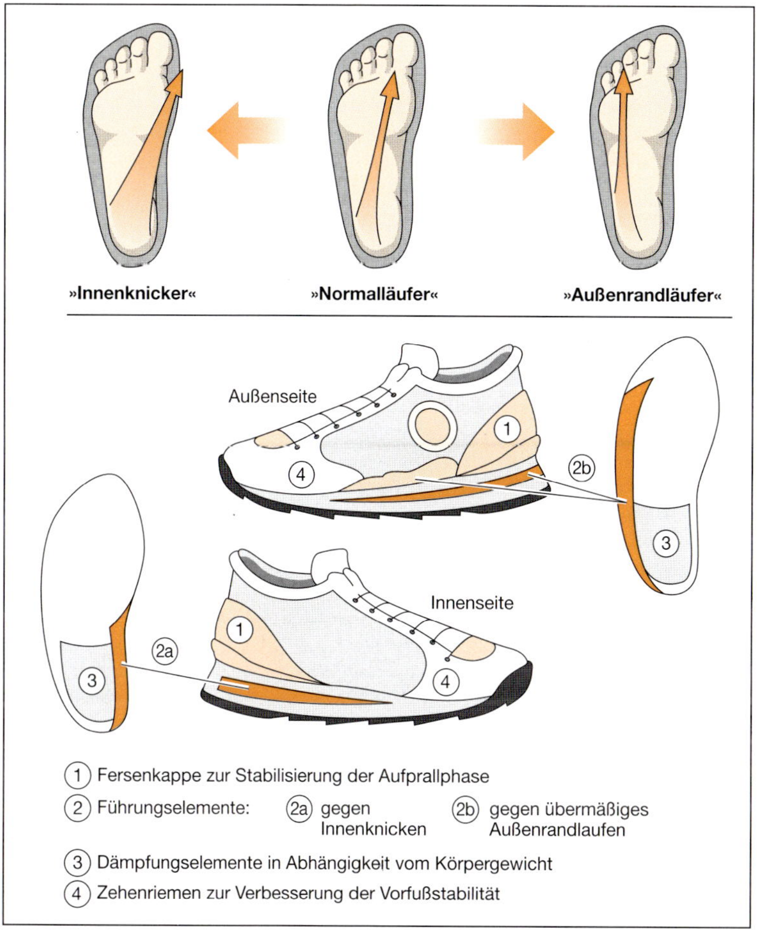

Abb. 75
Wichtige Konstruktionsmerkmale eines Laufschuhes in Abhängigkeit vom Belastungstyp (siehe Text).

- Dämpfungselemente
  Dieses am häufigsten überschätzte Bauteil eines Schuhes sollte in keinem Fall zu weich sein, da ansonsten Überlastungsschäden aufgrund einer »schwammigen« Führung und mangelnder koordinativer Information (siehe Fühlersysteme, Kapitel 12) begünstigt werden. Schwere Läufer benötigen härtere Dämpfungselemente. Die Konstruktion und das Material sind ansonsten firmenabhängig und prinzipiell gelöst. Der Vorfußläufer benötigt auch im Vorfußbereich ein Dämpfungselement, um lästiges Sohlenbrennen und eine Dekompensation des Fußquergewölbes zu vermeiden.

- Schnitt
  Ein Mokassinschnitt gibt dem Vorfuß den nötigen Bewegungsspielraum. Sogenannte Zehenriemen verbessern die Vorfußstabilität, insbesondere beim Vorfuß- und Außenrandläufer.
- Verschlusssystem
  Das konservative Schnürsystem ist den meisten anderen Möglichkeiten überlegen, vor allem Klettverschlüsse sind wegen mangelhafter Festigkeit ungeeignet.
- Material
  Es sollte prinzipiell den Bedürfnissen angepasst werden. Beim Laufschuh ist für das Obermaterial eine Synthetikstruktur aus Veloursleder und Gittermaterialien besonders geeignet. Die Gummisohle sollte ein griffiges und schmutzabweisendes Profil besitzen.

Für Sportschuhe, z. B. Wanderschuhe, die diese wichtigen Konstruktionsmerkmale nicht besitzen, sei nochmals auf die Bedeutung von passiven Schaumstoffeinlagen hingewiesen. Sie können im Falle einer fehlstatischen Disposition (Abb. 74) vom Arzt verschrieben werden. Die Anfertigung erfolgt dann nach individuellem Fußabdruck durch den Orthopädieschuhtechniker.
Die richtige Sportschuhgröße lässt sich wie folgt ermitteln:

- Bei Einbeinbelastung im Stehen sollten die Zehen in keinem Falle die Vorfußkappe berühren.
- Bei maximaler Abrollbewegung im Vorfuß sollte der Zehenabstand gerade noch 1–2 mm betragen.
  Denn: Sowohl zu enge, als auch zu weite Sportschuhe begünstigen Überlastungsschäden!

Sportgeräte

Beim Kauf eines Sportgerätes wirken zahlreiche Einflussgrößen mit, wie z. B. modische Trends, subjektive Empfehlungen, pekuniäre Verhältnisse usw., die hier nicht im Einzelnen besprochen werden. Wichtig ist, dass das Gerät sicher ist und die physiologischen Gegebenheiten des Menschen nicht negativ beeinflusst. Exemplarisch soll dies am Beispiel eines der wichtigsten Sportgeräte erläutert werden, dem Rad, das sowohl als heimisches Übungsgerät (Fahrradergometer) wie auch als Straßen- bzw. Geländerad einsetzbar ist. Zu achten ist auf folgende Eigenschaften:

Fahrradergometer

- solide, standfeste Konstruktion
- Rollen zum Verschieben
- verstellbare Lenker- und Sitzposition
- geräuscharmes Bremssystem
- Anzeige von Leistung (Watt), Umdrehungszahl (/Min.) und Puls (/Min.)
- fakultativ: Trainingsprogramme.

Straßen-, Geländerad

- Verkehrssicherheit (Bremsen, Licht)
- richtige Rahmengröße
- Verstellbarkeit der Sattelstütze und der Lenkerposition
- rutschfeste Pedale oder Klickbindung (für Fortgeschrittene)
- leicht bedienbare Schaltung.

Die größte Bedeutung hat die richtige Sitzposition (Abb. 76), die eine entspannte Fahrhaltung ermöglichen soll und im Gegensatz zum Leistungssport, wo Aerodynamik (Rennrad) oder steile Auffahrten (Mountainbike) den Oberkörper nach vorne zwingen, eher aufrecht ist. Dadurch wird eine Überlastung der Hals- und Lendenwirbelsäule vermieden. Die Sattelhöhe sollte dabei so eingestellt werden, dass das Bein am tiefsten Pedalpunkt im Kniegelenk fast gestreckt ist.

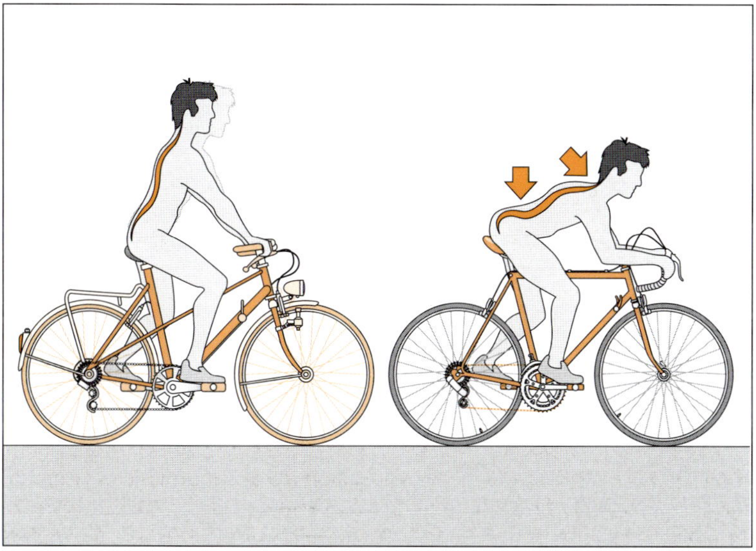

Abb. 76
Im gesundheitsorientierten Radtraining sollte die Sitzposition eher aufrecht sein (links), um Überlastungsreaktionen der Wirbelsäule infolge ungünstiger Haltung zu vermeiden (rechts).

Tageszeit und klimatische Bedingungen

Im Gesundheitssport besitzen der Belastungszeitpunkt im Tagesverlauf und die klimatischen Bedingungen nicht die große Bedeutung wie im Hochleistungssport, da die Belastungsintensitäten und -umfänge deutlich niedriger liegen. Aus Wohlbefindensgründen und bei besonderer Gefährdung, z. B. Bluthochdruck, empfiehlt sich aber doch die Beachtung nachfolgend aufgeführter Empfehlungen.

Leistungsbereitschaft und Trainierbarkeit

Die Leistungsbereitschaft zeigt ihr Maximum zwischen 8 bis 10 Uhr und zwischen 17 bis 18 Uhr (Abb. 77).
Die Trainierbarkeit ist in den späten Vormittags- und frühen Abendstunden am höchsten (Abb. 77).
Dabei handelt es sich um optimale Zeitspannen der Leistungsbereitschaft und Trainierbarkeit.
Körperliche Leistung und Trainingsadaptation sind natürlich auch zu anderen Zeitpunkten mit möglicherweise geringer Einschränkung der Effektivität durchführbar, was im gesundheitsorientierten Training – im Gegensatz zum Hochleistungssport – von untergeordneter Bedeutung ist.

Abb. 77 Leistungsbereitschaft und Trainierbarkeit im Tagesablauf (nach HILDEBRANDT, 1972).

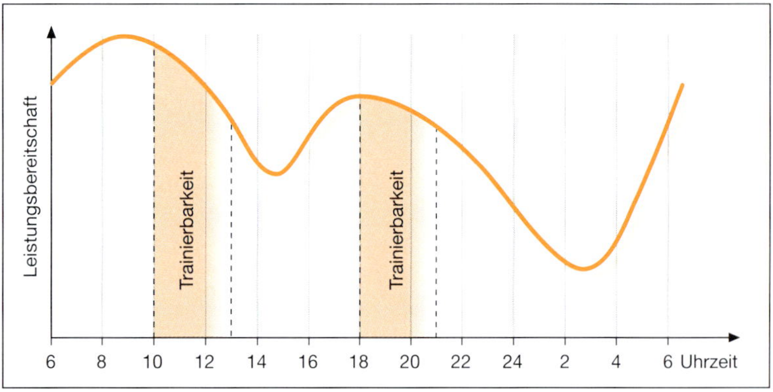

Klimatische Bedingungen

Hitze

Bis ca. 28 °C Außentemperatur und konstant moderaten Luftfeuchtigkeits- und Windbedingungen kann der menschliche Organismus unter niedrigen Belastungsbedingungen die Körpertemperatur konstant halten. Darüber besteht die Gefahr einer zu hohen Kreislaufbelastung, übermäßiger Wasserverluste, einer Hitzeerschöpfung oder gar eines Hitzschlages.
Damit gilt: Bei Außentemperaturen über 28 °C sollte grundsätzlich kein Training im Freien durchgeführt werden.

Kälte

Die Kältebelastung ist relativ, sie hängt im Wesentlichen von der Bekleidung ab. Bei gut isolierender Bekleidung ohne Feuchtigkeitsstau (»atmungsaktiv«) kann ein gesundheitsorientiertes Ausdauertraining, z. B. Skilanglauf, bis minus 10 °C durchgeführt werden.

Training unter Höhenbedingungen
Von Höhenbedingungen spricht man ab einer Meereshöhe über 1800 m. Wesentlichster Unterschied zur Tieflage ist der verminderte Sauerstoffgehalt der Luft. Daneben besteht noch eine geringere Wasserdampfsättigung, eine erhöhte UV-Strahlung und ein insgesamt rauheres Klima.
Ein Wanderurlaub in den mittleren Höhenlagen der Gebirge (1800–2500 m) kann durchaus als anspruchsvolles Ausdauertraining im Gesundheitssinne verstanden werden, da das Reizklima der Höhe positive Gesundheitsaspekte besitzt. Voraussetzung ist allerdings Gesundheit des Herz-Kreislauf- und Atmungssystems, eine dreitägige Adaptationszeit bei längeren Höhenaufenthalten und Beachtung der besonderen Gefahren in den Bergen. Der erhöhte Energie- und Flüssigkeitsumsatz erfordert eine kohlenhydrat- und vor allem flüssigkeitsreiche Ernährung, die höhere UV-Strahlung geeignete UV-Schutzmaßnahmen wie Sonnenbrille, Sonnencreme und Schirmmütze.

Ozonbelastung der Luft
Nach dem gegenwärtigen Kenntnisstand scheint die Ozonbelastung der Luft kontinuierlich zuzunehmen. In höheren Konzentrationen stellt Ozon ein Reizgas mit stark oxidierender Wirkung dar. Es kann beim Menschen vor allem zu Schleimhautreizungen der Augen und der Atemwege führen. Die Folge sind Augenbrennen, Heiserkeit und Hustenreiz, allerdings ist die individuelle Reaktionsbreite sehr groß. Obwohl gravierende ozonbedingte Erkrankungen bisher nicht dokumentiert wurden, empfiehlt es sich doch, bei entsprechenden Warnhinweisen der offiziellen Wetterdienste nicht im Freien zu trainieren, insbesondere wenn eine erhöhte individuelle Reaktionsbereitschaft oder gar Erkrankungen der Atemwege nachgewiesen sind.

14 Ernährungshinweise

Ein gesundheitsorientiertes Bewegungstraining erfordert eigentlich keine spezifischen Ernährungsvorgaben, wie sie im Leistungs- und Hochleistungssport üblich sind, es genügt eine möglichst »vielseitige und bedarfsgerechte« Nährstoffaufnahme. Da aber gerade darin die Problematik unserer Zivilisationskost zu liegen scheint, soll nachfolgend auf spezielle Probleme hingewiesen und einfache Lösungen angeboten werden. Dabei kann auf die Gesamtthematik der Ernährung nur am Rande eingegangen werden. Wer sich genau zum Thema Ernährung informieren will, sei auf die spezielle Fachliteratur verwiesen, z. B. KONOPKA, 1996.

Nährstoffe

Die Bedeutung der einzelnen Nährstoffe ist vielschichtig und wird in Tab. 13 dargestellt. Grundsätzlich lassen sich ein **Betriebsstoffwechsel** und ein **Baustoffwechsel** unterscheiden, denen die Ernährungssubstrate zugeführt werden müssen. Der Betriebsstoffwechsel liefert vorwiegend Energie für den Grundumsatz (Wärmeproduktion, Aufrechterhaltung der Organfunktionen) des ruhenden und den Leistungsumsatz (Muskel-, Organaktivität) des sich bewegenden Menschen. Die bevorzugten Ernährungssubstrate des Betriebsstoffwechsels sind die **Kohlenhydrate** und **Fette**, wobei erstere als komplexe Kohlenhydrate (Brot, Teigwaren, Kartoffeln, Reis und Obst), die Fette in reduzierter Form als mehrfach ungesättigte pflanzliche Öle aufgenommen werden sollten. Unter Baustoffwechsel versteht man den ständigen Auf-, Ab- und Umbau von Körperstrukturen, die einer erhöhten Belastung ausgesetzt sind, z. B. von Muskelzellen, aber auch von Immunkörpern, Hormonen und Enzymen. Wichtigstes Ernährungssubstrat für den Baustoffwechsel ist das **Eiweiß** aus Fleisch-, Fisch-, Milch-, Ei-, Getreideprodukten und Hülsenfrüchten. Sowohl der Betriebs- wie auch der Baustoffwechsel sind auf die unverzichtbare Mitwirkung der **Vitamine** bei sämtlichen Stoffwechselvorgängen angewiesen. Sie müssen als so genannte essentielle Nahrungsbestandteile von außen zugeführt werden und finden sich bevorzugt in frischen Gemüsesorten, Pflanzenkeimen, Salat, Obst, Frischmilch, Fisch und Fleisch. Vitamine sind äußerst empfindlich, vor allem lange Lagerung und höhergradiges Erhitzen zerstört sie.

Die **Mineralstoffe** und **Spurenelemente** leisten einen bedeutenden Beitrag bei sämtlichen elektrischen Vorgängen im Muskel-Nerven-System, als Bausubstanz des Knochens und der roten Blutzellen und als Helfer bei der Reparation beschädigter Strukturen. Sie sind in nahezu allen Getreide-, Gemüse- und Obstsorten, Nüssen, Milchprodukten, Fisch und Fleisch in ausreichendem Maße enthalten.

Wasser wird in seiner Wichtigkeit zumeist unterschätzt, und dies, obwohl der erwachsene menschliche Organismus zu ca. 60% aus Wasser besteht. Die Bedeutung liegt in der Aufrechterhaltung der Funktion jeder einzelnen Körperzelle, der Thermoregulation, der Entgiftung des Körpers, als Lösungsmittel niedermolekularer Substanzen und als Transportmittel (Blut, Lymphe). Der durchschnittliche Tagesbedarf liegt bei 1,5–2 Liter. Dieser Bedarf steigt bei erhöhten Außentemperaturen und bei körperlicher Belastung entsprechend an, da der Körper durch die Schweißproduktion Flüssigkeit verliert (bereits ein Wasserverlust von 2% des Körpergewichts vermindert die körperliche Leistungsfähigkeit). Dieser Verlust muss ausgeglichen werden, damit es nicht zur Dehydration und zu größeren Leistungsabfällen kommt. Es genügt aber nicht, nur reines Wasser zuzuführen, da mit dem Schweiß auch Mineralstoffe und Spurenelemente verloren gehen. Am besten eignen sich Obstsäfte, die mit (stillem) Mineralwasser gemischt werden, um vor allem den Mangel an Natrium, Kalium, Magnesium und Vitamin C auszugleichen (Zufuhr von Vitamin C verbessert die Hitzetoleranz).

Nährstoffe	Bedeutung
Kohlenhydrate:	Energiesubstrat für höherintensive mittel- bis langfristige Muskelbelastungen und alleiniger Brennstoff für die Hirnleistung
Fette:	größtes Substratdepot für niedrigintensive langfristige Muskelbelastungen
Eiweiß:	Bausubstanz für Zellstrukturen, Immunkörper, Hormone und Enzyme
Vitamine:	Helfer bei sämtlichen Stoffwechselvorgängen
Mineralstoffe, Spurenelemente:	Aufrechterhaltung und Aktivierung sämtlicher elektrischer Zellvorgänge, Zellbausubstanz, Unterstützung der Zellreparation
Wasser:	Milieu des Zellstoffwechsels, Thermoregulation, Entgiftung, Lösungs- und Transportmedium

Tabelle 13
Die Bedeutung der wichtigsten Nährstoffe.

Zivilisationskost

Die Nachteile der Zivilisationskost: **zu fett, zu süß, zu viel!** Hinzu kommt eine Verarmung an Vitaminen, Mineralstoffen und Spurenelementen und ein Mangel an Ballaststoffen. Diese Tatsache steht in einem eklatanten Gegensatz zu wissenschaftlich gesicherten Erkenntnissen und zu allen ernährungswissenschaftlichen Vorgaben. Das heißt, wir wissen, wie man sich richtig ernähren sollte, ernähren uns aber häufig falsch. Diesem Widerspruch liegen verschiedene Ursachen zugrunde:

- **Bewegungsmangel** für sich alleine führt schon, wie man aus Tierversuchen weiß, zu einem veränderten »Fressverhalten«. Dabei scheinen instinktiv festgelegte Verhaltensmuster, wie sie normalerweise bei Menschen und Tieren zu finden sind, außer Kontrolle zu geraten: Der Sättigungsgrad wird überschritten, die Nahrungsauswahl erfolgt unkritisch und nicht bedarfsorientiert.
- Die **Lust auf Essen** ist primär kein intellektueller, sondern ein vegetativ-emotioneller Vorgang, der wie die Sexualität im limbischen System des Gehirns angesiedelt und außer dem Hungergefühl zahlreichen psychischen (emotionalen) Einflüssen unterworfen ist, z. B. Essen aus Frustration, Stress, Langeweile usw. Verstärkend wirken in diesem Zusammenhang Gerüche, Aroma- und Farbstoffe, die von der Lebensmittelindustrie auch bewusst zu werblichen und kommerziellen Zwecken benutzt werden. Aber bei weitem nicht alles, was gut riecht, schmeckt und »lecker« aussieht, ist auch gesund. Dies gilt insbesondere für eine übermäßige Fett- und Süßigkeitsaufnahme, die Übergewicht und Stoffwechselstörungen begünstigt.
- Die industrielle **Kommerzialisierung des Essens** über große Fabriken, Lebensmittelketten und internationale Märkte zwingt zu spezifischen Maßnahmen, die die Haltbarkeit verlängern, häufig aber die Lebensmittel denaturieren und ihre biologische Wertigkeit vermindern. Gleiches gilt für die Massenproduktion von Mastvieh, Gemüsen und Obst mit einseitiger Fütterung, Bedüngung und seuchenhemmenden Zusätzen.
- Die **soziokulturelle Bedeutung und die Inhalte des Essens** haben sich in den westlichen Industrieländern erheblich gewandelt. Die früher die Zusammensetzung des Essens bestimmenden und regulierenden Einflüsse, wie geographische Lage, Klima, Jahreszeit, finanzielle Situation, Religion usw., besitzen keine Gültigkeit mehr. Heute ist mit wenigen Ausnahmen praktisch jedes Nahrungsmittel zu jedem Zeitpunkt für jeden verfügbar. Die kulturelle Entwicklung des Essens ist vielfach einem Massenangebot gewichen, das an jeder Straßenecke zum Essen verführt und nicht mehr die Rahmenbedingungen des Essens innerhalb bestimmter Zeiten, an festgelegten Orten und im Rahmen der familiären Gemeinsamkeit erfordert.

Problem Überernährung – Übergewicht

Das normale Körpergewicht (Normalgewicht nach Broca, s. a. Tab. 1) liegt bei Körpergröße (cm) –100. Beträgt das Körpergewicht um 10–15% des Normalgewichts mehr, spricht man von Übergewicht, bei Werten über 30–40% von Fettsucht (Adipositas). In den westlichen Industrieländern ist eine kontinuierliche Zunahme der Übergewichtigen festzustellen, derzeit überschreitet jeder Dritte das Normalgewicht.
Übergewicht, vor allem Fettsucht, begünstigt zahlreiche internistische und orthopädische Erkrankungen, die in Abb. 78 zusammengestellt sind. Auch die Sterblichkeit steigt bei Übergewichtigen in Abhängigkeit zur Gewichtszuwachsrate nahezu exponentiell (Abb. 79).

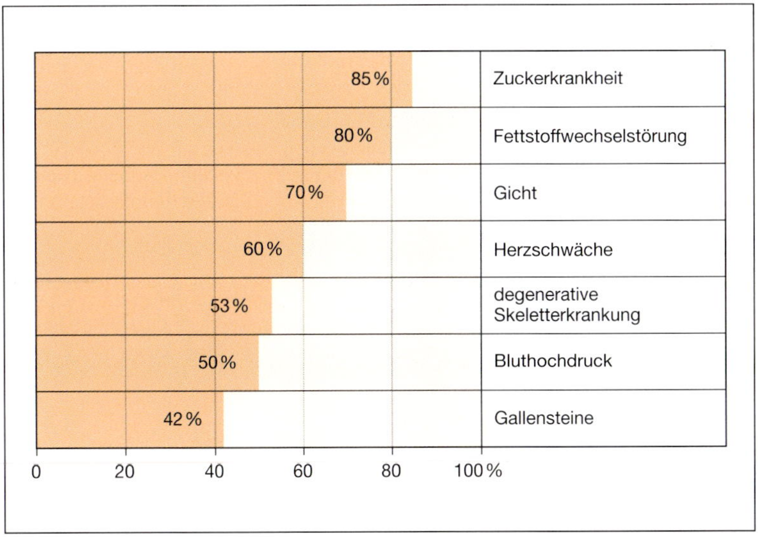

Abb. 78
Anteil der Übergewichtigen an internistischen und orthopädischen Krankheitsgruppen (nach HEYDEN, 1975).

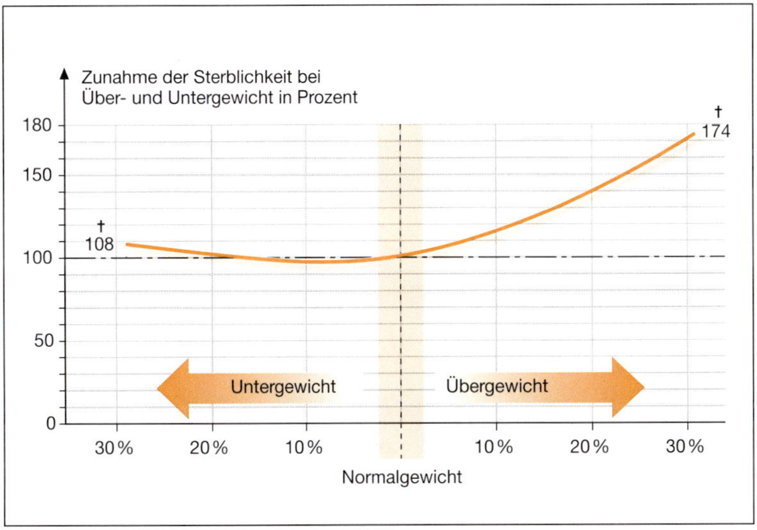

Abb. 79
Die Beziehung zwischen Körpergewicht und Sterblichkeitsrate (nach SCHWANDT, 1975).

Übergewicht, insbesondere Fettsucht, beinhaltet damit ein Gesundheitsrisiko und stellt aufgrund seiner Häufigkeit ein großes sozialmedizinisch-ökonomisches Problem dar.

Die Ursachen von Übergewicht

Die Ursache des Übergewichtes liegt bei über 90% der Betroffenen in einem Missverhältnis zwischen körperlicher Aktivität und Nahrungszufuhr begründet:
Einer verminderten Muskelaktivität steht eine überhöhte, hochkalorische, fett- und süßigkeitsreiche Ernährung gegenüber. Energetisch nicht verbrauchte Überschusszufuhren an Kohlenhydraten und Fetten werden als so genannte Neutralfette in die Unterhautfettdepots, in das Darmgekröse und ins Bauchnetz eingelagert, was für mögliche Hungerzeiten biologisch durchaus sinnvoll wäre (vergleichbar mit dem Winterschlaf einiger Tierarten), aber in einer Wohlstandsgesellschaft zur Fettleibigkeit führen muss. Übergewicht ist also in der Regel ein Bilanzproblem (Abb. 80), die häufig diskutierten hormonellen bzw. chromosomalen Störungen dürften anteilsmäßig unter 5% liegen. Möglicherweise spielt auch eine interindividuelle genetische, psychische und/oder verhaltenspsychologische Disposition eine verstärkende oder abschwächende Rolle, warum der eine schneller als der andere dick wird.
Die Entwicklung eines Übergewichts sei an folgendem Beispiel verdeutlicht:
Der gesamte Tagesumsatz (Grundumsatz + Leistungsumsatz) beträgt bei vorwiegend sitzender, teilweise gehender Beschäftigung (Büroarbeit, leichte Fließbandarbeit usw.) ca. 2400–2800 kcal (»Kalorien«, 1 kcal = 4,2 kJ), die durchschnittliche hochkalorische Zivilisationskost beinhaltet aber häufig weit über 3500 kcal pro Tag, Alkohol und zuckerhaltige Getränke miteingerechnet.
Damit ergibt sich auch nach Abzug von Verarbeitungs- und Verdauungsverlusten ein Kalorienüberschuss, der langfristig eine Gewichtszunahme begünstigt.
Nach diesen Überlegungen gibt es zwei Wege, das Übergewichtsproblem anzugehen: die Kalorienzufuhr über die Ernährung reduzieren oder den Energieverbrauch über vermehrte Bewegung erhöhen. Für eine erfolgreiche Gewichtsabnahme müssen beide Wege beschritten werden!

Abb. 80 Konstantes Körpergewicht, Gewichtszunahme und Gewichtsabnahme als Bilanzergebnis zwischen Energiezufuhr und -verbrauch.

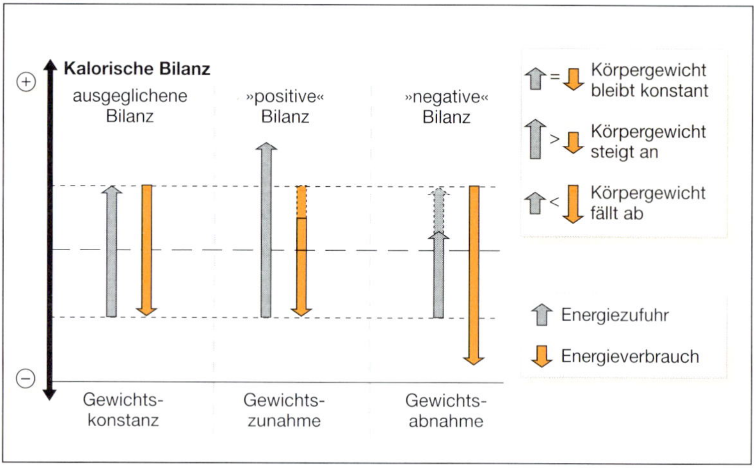

Unabhängig von dieser einfachen Bilanzrechnung senkt ein regelmäßiges Bewegungstraining zusätzlich das Übergewicht, indem es die Sensibilität der Stoffwechselfühlersysteme, z. B. für Insulin, und den Grundumsatz in der Nachbelastungsphase erhöht.

Nur die Kombination vermehrter Bewegung und kalorisch verminderter Energiezufuhr ist langfristig geeignet, eine biologisch sinnvolle Gewichtsabnahme zu erreichen.

- Als **Bewegungstraining bei Übergewicht** bietet sich nur eine **gelenkschonende Ausdauerbelastung** mit Fettverbrennungscharakter an, z. B. schnelles Gehen (»fast walking«), Bergwandern, Skilanglauf und Rad- oder Ergometerbelastungen im Pulsbereich 160–180 minus Lebensalter (s. Abb. 81). Eine Trainingshäufigkeit von 3- bis 4-mal/Woche (jeden 2. Tag) ist anzustreben. Dabei wird nicht nur die Energiebilanz im Sinne eines vermehrten Umsatzes in der Belastungs- und Nachbelastungsphase beeinflusst, sondern auch eine Sensibilisierung der zucker- und fettabbauenden Stoffwechselsysteme erreicht und die Fettablagerungen ins Unterhautgewebe und in den Bauchraum verhindert. Detaillierte Vorschläge finden sich in Kapitel 8 »Ausdauertraining« und in den Bewegungsprogrammen in Kapitel 17.
- Eine **Kalorienreduktion auf 1500 kcal pro Tag** ist unter diesen Bedingungen ausreichend und sinnvoll, da hier noch eine genügende Nährstoffzufuhr zur Aufrechterhaltung der körperlichen Regulationsvorgänge und des Baustoffwechsels, also letztlich der Gesundheit, gewährleistet ist. Eine weitere Verminderung führt zu Mangelerscheinungen und zum Abbau von Muskelgewebe. Besonders länger dauernde drastische Diäten mit einer kalorischen Zufuhr unter 1000 kcal pro Tag

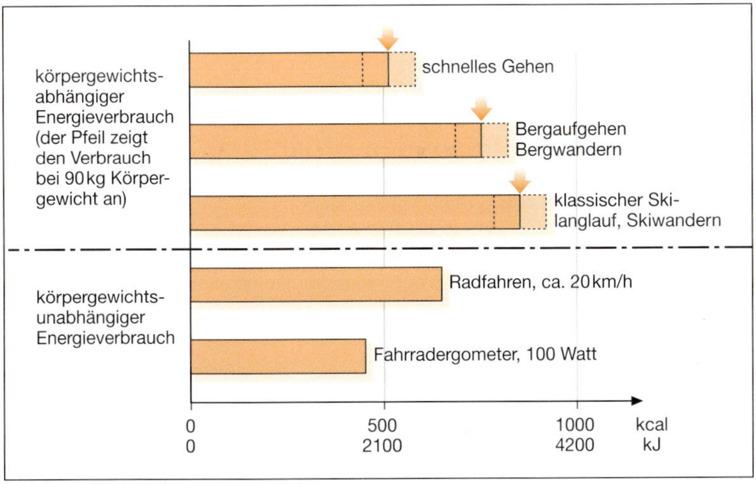

Abb. 81
Energieverbrauch pro Stunde bei ausgewählten körpergewichtsbezogenen und körpergewichtsunabhängigen Sportarten. Hinzu kommt noch ein vermehrter Grundumsatz in der Nachbelastungsphase (Regeneration), der das eingesetzte energetische Potential noch erhöht.

sind abzulehnen, da sie im Körper zusätzlich eine Art »Überlebensreaktion« hervorrufen, die über vitalitätsmindernde Einsparmaßnahmen einen reduzierten Stoffwechsel aufrechterhalten kann, aber nach Absetzen der Diät zu einem Rebound-Phänomen führt: vermehrte Einlagerung von Fett. Wiederholte frustrane Gewaltkuren können in ein sogenanntes Jo-Jo-Phänomen einmünden: Das ständige Auf und Ab des Körpergewichts führt zu dem Ergebnis einer immer geringeren Gewichtsab- und immer schnelleren Gewichtszunahme.

Vorbeugung von Übergewicht

Während zur **Mobilisation** von überschüssigen Fettdepots bei Übergewicht grundsätzlich Ausdauerbelastungen der Vorzug zu geben ist, eignen sich zur **Vorbeugung** alle körperlichen Aktivitäten mit erhöhtem Energieumsatz, also neben Ausdauertraining auch Krafttraining, Spielsportarten usw. Unabhängig vom sportlichen Bewegungstraining zählt hierzu auch schwere und schwerste Arbeit, bei der zwischen 3500–4000 kcal pro Tag umgesetzt werden, die aber aufgrund der bereits früher beschriebenen zunehmenden Technisierung immer seltener wird. Stark vereinfacht kommt dem Bewegungstraining die Bedeutung eines »Arbeitsersatzes« zu.

Praktische Tipps zur Zügelung des Hungergefühls

- 20 Min. vor den Hauptmahlzeiten ein Glas lauwarmes Wasser trinken
- einen großen Teller Salat als Vorspeise essen
- täglich morgens 2–3 Esslöffel Weizenkleie mit viel Flüssigkeit einnehmen
- häufig über den Tag verteilt Mineralwasser mit Zitrone trinken
- Ausdauertraining wirkt appetithemmend.

Appetitzügelnde und sättigungsverstärkende Medikamente sind ausschließlich der ärztlichen Indikation vorbehalten!

Grundsätze einer gesunden Ernährung

- Die Kalorienzufuhr ist dem Bedarf anzupassen
  Wer sich wenig bewegt, muss seine Energiezufuhr niedrig halten – wer sich viel bewegt, kann seine Energiezufuhr bedarfsangepasst erhöhen.
- Die Zufuhr von Süßigkeiten ist möglich niedrig zu halten
  Zucker beinhaltet ein hohes Energiepotential, ist aber arm an Nährstoffen. Süßigkeiten und gezuckerte Getränke fördern Übergewicht und Karies bei Kindern.
- Die Aufnahme von Fett und in Lebensmitteln versteckten Fetten ist zu begrenzen
  Fett ist eine »Kalorienbombe« und begünstigt die Entstehung von Übergewicht und Risikofaktoren (Cholesterin-Triglyzeride).
- Den Fleischverzehr auf 3-mal pro Woche begrenzen und auf Fisch, Milch- und Pflanzeneiweiß zurückgreifen

Die tägliche Aufnahme von Fleisch und Wurst begünstigt die Entstehung von Harnsäureüberschüssen (Risikofaktor für Gicht, Nierensteine und Gefäßschäden) und Fettstoffwechselstörungen (Cholesterin-Triglyzeride). Außerdem unterstützt sie tierverachtende Mastbetriebe und leidvolle Tiertransporte. Ergänzend empfehlen sich: 2-mal/Woche eine Fischmahlzeit, Milch und Milchprodukte, Eier, pflanzliches Protein aus Getreide, Hülsenfrüchten und Kartoffeln.

- Die Flüssigkeitszufuhr sollte bei 1,5–2 Liter pro Tag liegen
  Empfehlenswerte Getränke:
  - Mineralwasser-Obstsaft-Mischungen
  - Mineralwasser-Gemüsesaft-Mischungen
  - Mineralwasser mit Zitronenscheibe
  - fettarme Milchgetränke
  - ungezuckerte Früchte- oder Kräutertees

  Bei hohen Außentemperaturen und bei Körperbelastungen ist die Flüssigkeitszufuhr entsprechend zu erhöhen.
- Der Speiseplan sollte vielfältig sein
  Nur durch ein vielseitiges Ernährungsspektrum kann einem Nährstoffmangel z. B. an Vitaminen und Mineralstoffen vorgebeugt werden.
- Auf Vollkornprodukte achten
  Vollkornprodukte besitzen einen großen Reichtum an Nährstoffen und beinhalten darmpflegende Ballaststoffe.
- Reichlich Obst, Gemüse und Salat zuführen
  Bei geringer Energiezufuhr sind diese Lebensmittel nähr- und ballaststoffreich.
- Die Lebensmittel bei der Zubereitung nicht denaturieren
  Schonende Zubereitungsverfahren anwenden: Dämpfen, Dünsten, Garen. Obst, Gemüse und Salate dunkel und kühl lagern, möglichst bald und naturbelassen essen.
- Alkohol begrenzt zuführen
  Regelmäßige und überhöhte Zufuhr vermeiden. »Sinnvoll« und in Maßen zu besonderen Anlässen trinken.
- Nikotin ist kein Nährstoff, sondern ein Suchtmittel
  Nikotin macht abhängig und krank: Gefäß-, Lungenerkrankungen und das Wachstum bösartiger Tumoren werden begünstigt.
- Zum Essen Zeit nehmen
  Nicht »nebenbei« essen, langsam essen, gut kauen, auch Essen ist Kultur.

15 Ärztliche Untersuchung

Nach der Kindervorsorgeuntersuchung, die bereits im Kleinkind- und Kindesalter wesentliche Erkrankungen aufdecken kann, ist bis zum 35. Lebensjahr beim Fehlen subjektiver und objektiver Krankheitszeichen keine routinemäßige ärztliche Untersuchung notwendig, um die Tauglichkeit für ein gesundheitsorientiertes Bewegungstraining zu überprüfen, weil es sich hier um Belastungen handelt, die jeder gesunde Organismus toleriert.

Da aber statistisch betrachtet nach dem 35. Lebensjahr die allgemeine Krankheitsrisikodisposition und die Bewegungsmangelkrankheiten rapide zunehmen, empfiehlt sich in jedem Falle oberhalb dieses Lebensalters eine ärztliche Eignungsuntersuchung vor Aufnahme des Bewegungstrainings.

Ärztliche Eignungsuntersuchung vor Aufnahme des Bewegungstrainings
- immer bei objektiven und subjektiven Krankheitshinweisen
- routinemäßig nach dem 35. Lebensjahr

Eine **Risikodisposition** ist z. B. gegeben bei:
- familiärer Belastung mit Herz-Kreislauf- (z. B. Bluthochdruck, Herzinfarkt, Schlaganfall) und Stoffwechselerkrankungen (z. B. Zuckerkrankheit)
- Übergewicht – Fettsucht
- überhöhten Stoffwechselparametern (Risikofaktoren) z. B. im Fett- oder Purinstoffwechsel
- fehlstatischen körperlichen Voraussetzungen z. B. O- und X-Bein, Fußdeformitäten

Das **Belastungsrisiko** ist abzuklären bei:
- internistischen Erkrankungen von Herz, Kreislaufregulation, Gefäßen, Blut, Bronchien – Lungen, Hormon-, Stoffwechsel- und Immunsystem
- orthopädisch-rheumatologischen Erkrankungen, insbesondere Arthrosen, Wirbelsäulenerkrankungen, entzündlichen Gelenk- und Muskelerkrankungen
- fachübergreifenden Erkrankungen, wie Tumorleiden, Augen-, gynäkologische und urologische Erkrankungen.

Die ärztliche Eignungsuntersuchung dient dazu, die Belastbarkeit festzustellen und entsprechend dem Untersuchungsergebnis das Bewegungstraining in die richtigen Bahnen zu lenken, ein »Sportverbot« ist nur in den seltensten Fällen notwendig.

Die Sporteignungsuntersuchung wird ausschließlich von Ärzten durchgeführt und beurteilt: Hausarzt, Facharzt, Sportmediziner, Schularzt.
Nichtärztliche Heilpraktiker, Physiotherapeuten, Sportlehrer, Studiotrainer, Leistungsdiagnostiker usw. besitzen hierfür weder fachliche noch juristische Kompetenz.

Untersuchungsinhalte

- Körperliche Untersuchung:
  - Herz-Kreislauf-Lungensystem, z. B. Blutdruckmessung, Herz-Lungen-Auskultation
  - Körpergewichtszuordnung, z. B. Broca-Index, BMI oder Fettverteilungsmessung mit Caliper (Messzange)
  - Orientierende orthopädische Untersuchung, z. B. Wirbelsäule, Statik in Ruhe und unter Belastung (Laufen)
- Ruhe- und Belastungs-EKG
- Labor
  - Blutkörperchensenkung (BKS)
  - Blutbild
  - Risikofaktoren:
    - Gesamtcholesterin inkl. HDL/LDL-Konstellation
    - Triglyceride
    - Harnsäure
    - Blutzucker
  - Leberwerte, besonders Gamma-GT
  - Urin
- Weiterführende Untersuchungen bei begründetem Krankheitsverdacht.

Kontrolluntersuchungen

Entsprechend dem Untersuchungsergebnis werden Kontrolltermine festgelegt, die ab dem 35. Lebensjahr routinemäßig alle 1–2 Jahre erfolgen sollten. Bei spezifischen Erkrankungen werden sie individuell nach Maßgabe des betreuenden Arztes vorgegeben.

Untersuchungsergebnis

Das Untersuchungsergebnis bestimmt nicht allein das Ja oder Nein zum Bewegungstraining, sondern kann vielfach als Leitschiene für Belastungsformen und -inhalte benutzt werden.

Beispiele:

Übergewicht	→	gelenkschonende Ausdauerbelastung
Fettstoffwechselstörung	→	Ausdauerbelastung
leichte Arthroseformen	→	spezifisches Krafttraining
Osteoporoseprophylaxe	→	allgemeine Kraftbelastung
Wirbelsäulenfehlhaltung	→	Kraft- und Beweglichkeitstraining
Muskelungleichgewichte	→	Kraft- und Beweglichkeitstraining
altersbedingte Unfallneigung	→	Koordinationstraining

Bei hohem Motivationsgrad von Arzt und Untersuchtem lassen sich nahezu immer adäquate Belastungsvorgaben für ein gesundheitsorientiertes Bewegungstraining finden.

16 Anregungen zur weiteren Vertiefung

Psyche und Bewegung

Das seelisch-geistige Leben des Menschen wird als Psyche bezeichnet. Sie umfasst die bewussten und unbewussten Vorgänge des Auffassens, Verarbeitens und Erlebens von Eindrücken und Handlungen. Neben der genetischen Anlage und Erziehungseinflüssen werden diese Verarbeitens- und Erlebnismuster aber auch durch eine regelmäßige körperliche Belastung beeinflusst (Abb. 82), die über eine Regulation der vegetativ-hormonellen Systeme z. B. positive Auswirkungen auf die Stressregulation und das Limbische System zeigt. So weisen regelmäßig Sporttreibende ein niedrigeres Aggressionspotential auf und verfügen über eine höhere sexuelle Potenz als Inaktive. In der derzeitigen Diskussion um das hohe Aggressionspotential bei Jugendlichen sollte dieser Aspekt Beachtung finden, auch wenn er stark vereinfacht. Es ist ein Irrtum anzunehmen, dass psychische Reaktionen allein auf die Funktionsqualität des Nervensystems zurückzuführen sind. »Mens sana in corpore sano« (ein gesunder Geist wohnt in einem gesunden Körper), ein häufig gebrauchtes Standardzitat, trifft die Problematik sehr genau. Umso verwunderlicher ist es, dass dieses Wissen aus der Antike bis heute keinen wesentlichen Zugang zu den psychiatrischen und psychotherapeutischen Behandlungsweisen gefunden hat. Häufig wird bei den zunehmenden psychischen Überforderungssyndromen unserer Gesellschaft – wie den depressiven oder phobischen Entwicklungen (Panik-

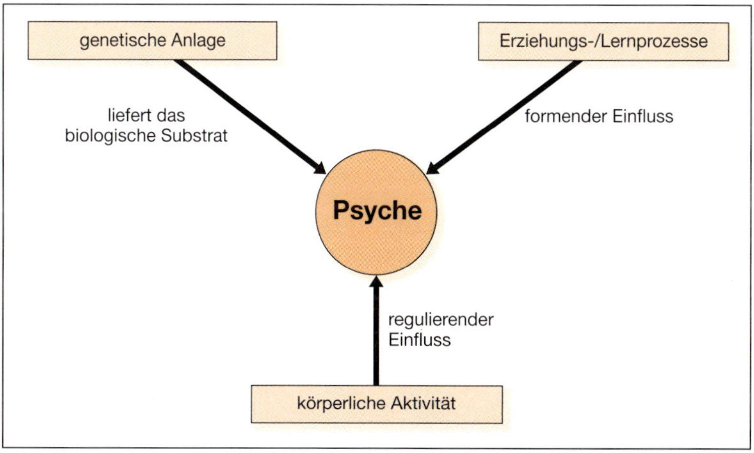

Abb. 82 Die Psyche als Ergebnis von genetischer Vorgabe, Erziehungs- und Lernprozessen und dem regulierenden Einfluss der körperlichen Aktivität.

attacken) bis hin zu den Essstörungen (Magersucht, Bulimie) und Suchtkrankheiten (Alkohol, Drogen) – ein Stressmanagement durchgeführt, das allein auf Entspannungstechniken, Abreaktion aufgestauter Affekte und Emotionen und verhaltenstherapeutische Modelle setzt, ohne die »körperliche Seite der Psyche« zu berücksichtigen. **Ein regelmäßiges Bewegungstraining kann helfen, psychovegetative Fehlreaktionen zu vermeiden bzw. die psychotherapeutischen Bemühungen zu unterstützen und ihre Erfolge zu festigen.**
Die Bewegungsinhalte können dabei komplex angelegt sein, also alle fünf hauptmotorischen Fähigkeiten ansprechen: die Ausdauer, die Kraft, die Schnelligkeit, die Beweglichkeit und die Koordination. Zu beachten sind aber die unterschiedlichen psychoregulativen Auswirkungen, die es entsprechend der therapeutischen Zielsetzung begleitend einzusetzen gilt (s. Tab. 14).

Tabelle 14 Psychoregulative Auswirkungen verschiedener motorischer Qualitäten.

Motorische Qualität		Psychoregulativer Effekt		Therapieziel
Ausdauer	→	beruhigend	→	Stresslösung
Kraft/Schnelligkeit	→	aktivierend	→	Antriebssteigerung
Beweglichkeit/Koordination	→	Erhöhung des Körpergefühls	→	Ich-Stärkung
Spielsportarten	→	psychosoziale Stabilisierung	→	Durchbrechen sozialer Isolation

Anmerkung
Neben diesen psychoregulativen Auswirkungen körperlichen Trainings lässt sich auch eine verbesserte Hirndurchblutung nachweisen, die im Tierversuch durch Anlage von vermehrten Blutgefäßen im Gehirn (Kapillaren) bewiesen ist (Swain et al., 1998).

Immunsystem und Bewegung

In den letzten Jahren mehrt sich die Zahl von ernstzunehmenden epidemiologischen Studien, die einerseits eine verminderte Infektrate, andererseits eine Abnahme von Krankheitsdauer und -schwere bei Freizeit- und Gesundheitssportlern im Vergleich zur Normalbevölkerung aufzeigen (Heath et al., 1991; Nieman et al., 1990, 1993, 1994). Dabei handelt es sich ausschließlich um ein moderates Ausdauertraining, also ein rein aerobes Training (s. Kapitel 8) mit nicht zu hohem Trainingsumfang (z. B. bis ca. 16 km Lauftraining pro Woche). Im Gegensatz dazu weisen Leistungssportler wieder eine erhöhte Infektionsrate auf (Abb. 83). Positive Hinweise auf eine Tumorprävention durch Ausdauertraining finden sich in Tierversuchen (Rashkis, 1952; Uhlenbruck, 1991) und epidemiologischen Großstudien (Blair et al., 1989; Arraiz et al., 1992).
Ein längerfristig betriebenes moderates Ausdauertraining führt zu einem Stabilisierungseffekt des Immunsystems, der wohl im Wesentlichen auf einer Funktionsverbesserung sowohl des unspezifischen (angeborenen) wie auch spezifischen (erwor-

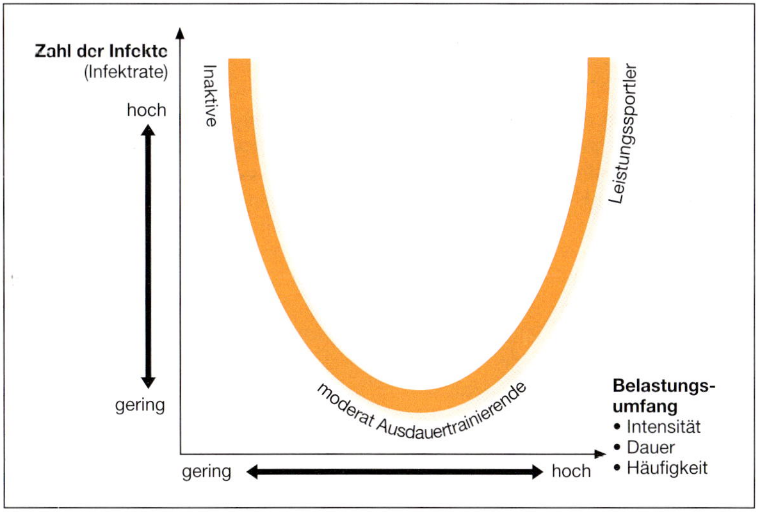

Abb. 83 Erkrankungsrisiko in Abhängigkeit von der körperlichen Aktivität: Die höchste Infektrate zeigen Inaktive und Leistungssportler, die niedrigste moderat Ausdauertrainierende.

benen) Immunsystems beruht. Nach dem derzeitigen Kenntnisstand scheinen dabei vor allem die natürlichen Killerzellen, Lymphozyten, akute Phase-Proteine und Immunglobuline beteiligt zu sein.

Ein gesundheitsorientiertes Ausdauertraining besitzt damit präventivmedizinische und sozialmedizinische Bedeutung, die es gerade in einem Zeitalter knapper werdender finanzieller Ressourcen nicht zu unterschätzen gilt.

Bewegungsverhalten und soziokulturelle Verantwortung

Beobachtet man die Verhaltensnormen unserer Industriegesellschaft, hat es häufig den Anschein, dass sich wider besseren Wissens Handlungsmuster durchsetzen, die zwangsläufig zur Schädigung der Gesellschaft oder des Individuums führen. So rauchen z. B. Millionen von Menschen in Deutschland, obwohl die dadurch bedingte Provokation von Gefäß- und Tumorkrankheiten, die nicht nur für zahllose Menschen den Tod bedeuten, sondern auch Milliarden an Therapiekosten verschlingen, längst bekannt und sozusagen Volkswissen ist. Ähnlich verhält es sich mit dem Begriff der Bewegungsmangelkrankheiten, der schon seit mehreren Jahrzehnten in den medizinischen Lehrbüchern steht, für TV-Gesundheitsserien Sendematerial liefert und nahezu fester Bestandteil von Apotheken- und Drogeriezeitschriften ist: Wir benutzen ihn, aber wir füllen ihn nicht im positiven Sinne aus.

Die Fitness-Welle nimmt zwar zu, aber sie bleibt häufig an der Oberfläche, wenn sie nicht aus dem Menschen selbst kommt, sondern von einer findigen »Sportindustrie« oder Animateuren gesteuert wird. Diese letztlich »unproduktive Aktivität« (FROMM, 1976) lässt sich nur in eine produktive Form umwandeln, wenn die ureigene evolutionär entwickelte Bereitschaft zur körperlichen Aktivität gefordert und bewusst wird. Fordern und bewusst werden (spüren) müssen dabei Hand in Hand gehen. Wo sollte dies besser funktionieren als in den Institutionen, die ohnehin für die Erziehung und Ausbildung zuständig sind: der Familie, dem Kindergarten, der Schule!

Die Familie

Eltern besitzen eine evolutionär und verhaltenstheoretisch begründete Verpflichtung, für eine ausreichende Bewegungsaktivität ihrer Kinder zu sorgen und diese auch im Kindesalter zu begleiten.

Der Kindergarten

Die Betreuungspersonen im Kindergarten sollten die Bewegungsaktivitäten weiter fördern und in gruppendynamische Zusammenhänge führen.

Die Schule

In der Schule sollte die Bewegungsnotwendigkeit im Sport- und Biologieunterricht praktisch und theoretisch begründet und das nötige Wissen über die Funktionen des menschlichen Körpers und ein gesundheitserhaltendes Verhalten geliefert werden.

Die Realität sieht aber deutlich anders aus, oft sind beide Elternteile berufstätig, die Kinder werden »eingestellt«, beaufsichtigt und noch mehr inaktiviert. Im Kindergarten ist eine motorische Aktivierung aus Platz- und Personalgründen häufig nicht möglich. Die Lerninhalte der Schule beschäftigen sich mehr mit botanischen Problemen als mit der Biologie des Menschen. Der Sportunterricht vermittelt nur noch selten Freude an der Bewegung, grenzt »Bewegungsminderbegabte« aus und fördert durch Benotung ein leistungsorientiertes Bild, anstatt die Notwendigkeit der Bewegung erkennen zu lassen. Die Politiker sind angehalten, sich an die UNESCO-Resolution von 1965 zu erinnern, die jedem Kind eine ausgeglichene Entwicklung seiner intellektuellen, körperlichen, moralischen und ästhetischen Fähigkeiten anhand von Ausbildungsrichtlinien und Stundenplänen garantiert (s. Kapitel 6).
Aber nicht nur die Kinder müssen die Zielgruppe eines neuen Bewegungsverständnisses (-selbstverständnisses) sein, sondern auch die Erwachsenen. Insbesondere die, die in das »Wirtschaftswunder« hineingeboren und von seinen Vorzügen überwältigt, aber auch zur körperlichen Passivität verführt wurden. Dabei gibt es zwei Verantwortungen, die individuelle, also persönliche, und die allgemeine, also soziale bzw. politische. Jeder erwachsene Mensch sollte sich entsprechend seinen Möglichkeiten und seiner Position beiden verpflichtet fühlen. Dies gilt in gleicher Weise für Eltern, Lehrer, Ärzte, Arbeitgeber und Politiker, nur das Publikum ändert sich.

Glaubwürdigkeit entsteht auch durch Vorleben! Aber wie glaubwürdig ist ein übergewichtiger, rauchender Arzt, Lehrer oder Politiker, der zu mehr Bewegung und gesunden Verhaltensnormen rät? Dabei bietet unsere Gesellschaft zahlreiche Chancen, die körperliche Aktivität auch im Erwachsenenbereich zu fördern und erleben zu lassen. Einige Beispiele sollen dies verdeutlichen.

Die Sportvereine und -verbände

Unabhängig von der primär leistungsorientierten Zielrichtung der Sportvereine und -verbände wird es eine ihrer wichtigen zukünftigen Aufgaben sein, den Gesundheitssport zu fördern. Dadurch können die Glaubwürdigkeit des Sports als Massenbewegung und die Mitgliederzahlen hochgehalten werden. Zudem verfügen diese Institutionen über die notwendige Infrastruktur, Übungsleiter usw.

Die Industrie

Die Abnahme der naturgemäßen körperlichen Aktivität ist bedingt durch eine zunehmende Automatisierung und Mikroprozessierung. Die Vorteile der Industriellen Revolution schlagen dabei in die Nachteile einer verminderten muskulären Belastung um. Insbesondere die Autoindustrie hat die körperliche Aktivität durch eine erhöhte Mobilität erheblich reduziert. Den Vorteil der Bequemlichkeit, der Wettbewerbsfähigkeit und des Fahrspaßes erkauft man sich mit dem Risiko des Bewegungsmangels und seinen negativen Auswirkungen für Körper und Geist. Technischer Fortschritt muss aber nicht zwangsläufig in einen Bewegungsrückschritt einmünden. Die Autoindustrie könnte z. B. ihre Glaubwürdigkeit erhöhen, wenn sie den unabstreitbaren Vorteilen ihrer Produkte eine Initiative zu vermehrter körperlicher Bewegung gegenüberstellen würde. Diese sollte sich aber nicht auf Klappräder, Dachständer oder großen Stauraum beschränken, sondern eine tatsächlich erlebte Bewegung initiieren.
Dabei bieten sich z. B. an:

- Großangelegte Pilotstudien innerhalb der Produktionsbetriebe
  zur Konzipierung eines vernünftigen Betriebssportes nach den in den vorangegangenen Kapiteln aufgeführten Kriterien.
- Regelmäßiger Betriebssport und Gesundheitsschulung
  mit dem Ziel einer Senkung der Arbeitsunfähigkeitszeiten. Die Angst um den Arbeitsplatz kann und darf nicht das regulierende Prinzip hierfür sein!
- Am Cockpit des Autos abrufbare einfache Bewegungsprogramme
  für ein Gesundheitstraining nach der Fahrt.

Die Ärzte, Kliniken und Krankenkassen

Die weitgehende Reduzierung der ärztlichen Ausbildung und Handlungsweise und die Beschränkung auf Bezahlung von diagnostischen und therapeutischen Maßnahmen, wie apparative Untersuchungen, Operationen, Medikamentenverordnung usw., hat dem Gedanken der **Prävention (Krankheitsvorbeugung)** bisher nie die eigentliche Bedeutung zukommen lassen, die er aber in herausragender Weise besitzt. Auch die berechtigten Initiativen der Krankenkassen mündeten teilweise in skurile, weil unkoordinierte und unsystematische Handlungsweisen. Am gravierendsten aber erscheinen die Rückschritte eines bereits gut funktionierenden präventiven Systems, dem Rehabilitationswesen. Gerade im Bereich der Rehabilitations- und Kurkliniken hat sich im Verlauf von Jahrzehnten der Gedanke der Therapie und Prävention von Krankheiten z. B. durch Bewegungstraining am weitesten durchgesetzt und sehr gute Erfolge gezeigt. Unter stressfreien stationären Bedingungen gelingt es aus der Erfahrung der bereits durchgemachten Erkrankung heraus, in sozialer Gemeinschaft mit ebenfalls Betroffenen eine Symbiose aus Gesundheitsbildung und Bewegungserfahrung unter der Anleitung von Spezialisten zu schaffen, die nachweislich anhaltende Erfolge aufweist. Im Gegensatz zur pharmakologischen Therapie, die häufig nur am Symptom und an speziellen krankhaften Regelsystemen angreift, führt ein Bewegungstraining zu einer generellen Umstellung (Adaptation) des gesamten organismischen Systems. Die Kosten-Nutzen-Analyse spricht eindeutig für die Prävention und Rehabilitation. Richtiges Bewegungstraining ist einer der wichtigsten präventiven Faktoren, um nach bereits durchgemachter Erkrankung (z. B. Herzinfarkt) nicht wieder zu erkranken, bei Risikodisposition (z. B. Blutfettstörung, Übergewicht) eine Erkrankung zu vermeiden und beim Gesunden die Voraussetzung zu erhalten, nicht krank zu werden.

In einem Zeitalter rapide zunehmender medizinisch-diagnostischer und therapeutischer Kosten, einer erhöhten, aber häufig von Polymorbidität (Mehrfacherkrankungen) geprägten Lebenserwartung und gleichzeitig abnehmenden finanziellen Ressourcen der Kranken- und Rentenversicherung ist es nach evolutionärem und physiologischem Verständnis politisch, ökonomisch und gesellschaftlich unsinnig, die Keimzellen der präventiven und rehabilitativen Bewegung, z. B. die Rehabilitationskliniken, mit dem Argument der Kostendämpfung im Gesundheitswesen so drastisch zu kürzen, dass sie in existentielle Bedrohung geraten, obwohl ihr Anteil an den Gesamtkostenaufwendungen ohnehin verschwindend gering ist.

Auch nach humanistisch-ethischen Gesichtspunkten ist es sinnvoller, Krankheiten zu vermeiden oder sie in ihrem Verlauf abzukürzen und Rückfälle zu verhindern, als bei wissenschaftlich gesichertem Wissen um die Entstehung der Erkrankungen unserer Wohlstandsgesellschaft die Erkrankung zuzulassen, mit hohem Kostenaufwand zu diagnostizieren, mit allen zur Verfügung stehenden, aber teuren Mitteln zu therapieren, den Rückfall bei unveränderter Lebensführung abzuwarten und wieder zu therapieren usw.

Die Lösung der Problematik kann nur in einer Förderung und Straffung des präventiven und rehabilitativen Gedankens liegen, wobei das Bewegungstraining neben gesundheitsbildenden Maßnahmen eine tragende Rolle spielen muss. Diese Erkenntnis sollte sich noch mehr als bisher in der wissenschaftlichen Forschung, in der ärztlichen Ausbildung, in der Beurteilung durch die Kostenträger, in der Politik, in den Betrieben, vor allem aber in der Gesundheit der Menschen niederschlagen.

17 Bewegungsprogramme

Kurz und vereinfacht werden die Inhalte der vorausgegangenen Kapitel in 10 Bewegungsprogramme mit einer allgemeinen (Allround-Programm) und einer individuellen (spezifisches Präventiv-Programm) Zielrichtung nochmals zusammengefasst, um die praktische Anwendung zu erleichtern:

- Allround-Programm für Kinder und Jugendliche
- Allround-Programm für jüngere Erwachsene bis 50 Jahre
- Allround-Programm für ältere Erwachsene über 50 Jahre
- Programm gegen Übergewicht
- Präventiv-Programm Herz-Kreislauf-Erkrankungen
- Präventiv-Programm Wirbelsäulenerkrankungen
- Präventiv-Programm Arthroseentwicklung untere Extremität
- Präventiv-Programm Osteoporose
- Präventiv-Programm »Bindegewebsschwäche«, »Orangenhaut« u. Ä.
- Präventiv-Programm stressorische und immunologische Überforderung.

Sie sind keinesfalls als starre Gerüste einer schmalspurigen Trainingsphilosophie aufzufassen, sondern als Ausgangspunkt für eine individuelle Trainingsgestaltung in Abhängigkeit von Lebensalter, Berufs- und Alltagsbelastung, einer etwaigen Risiko- bzw. Krankheitsdisposition und der zur Verfügung stehenden Trainingszeit.

Allround-Programm für Kinder und Jugendliche

<table>
<tr><th>Altersstufen</th><th>Ausdauer</th><th>Kraft</th><th>Schnelligkeit</th><th>Koordination</th><th>Beweglichkeit</th></tr>
<tr><td>Geburt–3 Jahre</td><td colspan="5">Keine spezifische sportmotorische Belastungsform, aber möglichst »buntes« Bewegungs- und Umgebungsmuster: Rezeptortraining, z. B. Kriechen, Gehen auf verschiedenen Untergründen (Wiese, Sand, Kiesbett usw.), Bewegungskontakt mit verschiedenen Medien, z. B. Wasser, Anregung des optischen und vestibulären (Gleichgewicht-)Systems, z. B. Fahrten im offenen Kinderwagen, auf dem Radsitz und Tragen in der Kinderkraxe.</td></tr>
<tr><td>3–6 Jahre Vorschulalter–Kindergartenalter</td><td></td><td colspan="3">Abstimmung der Bewegungsmotorik über Klettern, Schaukeln, Spiele usw.</td><td></td></tr>
<tr><td>6–12 Jahre frühes und spätes Schulkindalter</td><td>unsystematische Ausdauerbelastung über Rad, Schwimmen, Skilanglauf, Wandern, Inline-Skating usw. mindestens 2×/Woche</td><td colspan="3">Verbesserung der allgemeinen Kraftfähigkeiten über kindgerechtes Krafttraining mit Schnelligkeits- und Koordinationsanteilen (2×/Woche), z. B. Zirkeltraining:
→ Seilschwingen →
modifiz. Liegestützen ↑ ↓ Kurzsprint
Medizinballwerfen ↑ ↓ Medizinballheben
← Bankspringen ←</td><td></td></tr>
<tr><td rowspan="2">12–14/15 Jahre 1. puberale Phase</td><td>Systematisierung des Ausdauertrainings, z. B. 2×/Woche Radtour, Bahnenschwimmen usw.</td><td colspan="3">Sportartspezifisches Umsetzen der erlernten Kraft-, Schnelligkeits- und Koordinationsfähigkeiten, z. B. durch Eintritt in einen Sportverein, durch Spielsportarten, Kampftechniken usw.</td><td>Erlernen von Dehntechniken (Stretching) in der Schule</td></tr>
<tr><td colspan="5">Die Biologie der Bewegung als Lerninhalt im Schulunterricht!</td></tr>
<tr><td>14/15–18/19 Jahre 2. puberale Phase</td><td>Fortführen eines 2-maligen Ausdauertrainings pro Woche</td><td colspan="3">Systematisierung des jugendgerechten Krafttrainings 2×/Woche alternativ sportartspezifische Belastung im Sportverein</td><td>Systematisierung des Stretchings nach Schule, Sport oder Beruf</td></tr>
</table>

Allround-Programm für jüngere Erwachsene bis 50 Jahre

Diese Altersstufe ist gekennzeichnet durch eine erhöhte stressorische Belastung bei der Berufsausübung, der Familien- und Existenzgründung, aber auch durch Arbeitslosigkeit u. v. m. Die Risikodisposition zu Herz- und Gefäßerkrankungen, Stoffwechselstörungen, Übergewicht usw. findet hier ihren ersten und entscheidenden organischen Niederschlag. Damit stellt ein systematisches gegenregulatorisch wirkendes Ausdauertraining in dieser Phase eine Bewegungsnotwendigkeit dar. Berufe mit nur ungenügender Belastung des Bewegungsapparates erfordern ein kompensatorisches Gegengewicht durch ein Kraft- und Beweglichkeitstraining, um den ab 35 Jahren auftretenden Muskelungleichgewichten vorzubeugen. Zu beachten ist allerdings die in der Altersstufe zwischen 40 und 50 Jahren erhöhte Überlastbarkeit des Bindegewebes, insbesondere der Sehnen. Die im Kindes- und Jugendalter erworbenen koordinativen Fähigkeiten sollten durch den unsystematischen Einbau von koordinativen Übungen erhalten werden.

Ausdauertraining (siehe Kapitel 8)	
Trainingsinhalte je nach individueller Eignung und Neigung:	
Bewegungsform (Beispiele)	minimale Belastungszeit pro Trainingseinheit in Min.
• Laufen (Jogging)	30
• schnelles Gehen (»Wogging)	60
• kontinuierliches Wandern	90
• Fahrradfahren	45
• Schwimmen	30
• Rudern	30
• Skilanglauf	45
• Inline-Skating	45
Trainingshäufigkeit:	2× (minimal) –3× (optimal) pro Woche
Trainingsintensität:	• ruhige, tiefe Atmung (Sauerstoffatmung) • Sprechen ganzer Sätze noch möglich • Pulsregeln: z. B. 180 minus Lebensalter
Kraft- (siehe Kapitel 9) und Beweglichkeitstraining (siehe Kapitel 10)	
Muskelzielgruppen:	
Minimalprogramm:	Rumpf und Schultergürtel
Optimalprogramm:	zusätzlich Extremitäten
Trainingshäufigkeit:	2× pro Woche
Krafttrainingsintensität:	40–60% der maximalen Leistungsfähigkeit
Muskeldehnzeit:	20–30 Sek.
Koordinationstraining (siehe Kapitel 12)	
Unsystematischer Einbau von koordinativen Reizen über Spiele, Balanceübungen oder komplexe Sportarten, wenigstens 1× pro Woche	

Allround-Programm für ältere Erwachsene über 50 Jahre

In dieser Altersstufe können sich bereits Schwachstellen in der Belastbarkeit des Bewegungsapparates und der inneren Organ- und Regelsysteme finden, wenngleich auch hier noch eine gute bis zufriedenstellende Trainierbarkeit besteht.
Ein richtig dosiertes, aber von der Bewegungsform her ausgewähltes gelenkschonendes Bewegungsmuster ist sowohl für den Ausdauer- wie auch den Kraftbereich angezeigt. Von der Gesundheitseffektivität her dominiert nach wie vor die Ausdauerbelastung, aber auch die Führung des Körperrumpfes durch ein ausgewogenes Muskelspiel (Kraft und Beweglichkeit) und die Koordination im Sinne einer Verletzungsprophylaxe gewinnen zunehmend an Bedeutung.

Ausdauertraining (siehe Kapitel 8)	
Trainingsinhalte richten sich nach der Belastbarkeit des Bewegungsapparates:	
Gelenkschonende Belastungsformen	minimale Belastungszeit pro Trainingseinheit in Min.
• schnelles Gehen (»Wogging)	60
• kontinuierliches Wandern	90
• Radfahren	45
• Schwimmen	30
• Skiwandern	45
Trainingshäufigkeit:	2(–3) × pro Woche
Trainingsintensität:	• ruhige, tiefe Atmung (Sauerstoffatmung) • Sprechen ganzer Sätze noch möglich • Rad: Puls 180 minus Lebensalter
Kraft- (siehe Kapitel 9) und Beweglichkeitstraining (siehe Kapitel 10)	
Muskelzielgruppen:	
Kraft:	Rumpf und Schultergürtel
Beweglichkeit:	Wirbelsäule, Hüft- und Beinmuskeln
Trainingshäufigkeit:	2× pro Woche
Krafttrainingsintensität:	40–50% der maximalen Leistungsfähigkeit
Muskeldehnzeit:	20–30 Sek.
Koordinationstraining (siehe Kapitel 12)	
Systematische koordinative Schulung: • Gleichgewicht • grob- und feinmotorische Bewegungsabstimmung • Fallübungen	
Trainingshäufigkeit:	2× pro Woche

Programm gegen Übergewicht

In den meisten Fällen (>90%) entsteht Übergewicht bzw. Fettsucht durch ein Missverhältnis zwischen Energieaufnahme und -verbrauch: Einer hochkalorischen Kost steht Bewegungsarmut gegenüber. Die daraus resultierenden »Überschusskalorien« werden in vermehrtes Körperfett umgewandelt (s. Kapitel 14). Eine adäquate Therapie beinhaltet deshalb einerseits eine vernünftige Kalorienreduktion, andererseits eine Erhöhung des Energieverbrauches. Die Mobilisation überschüssigen Körperfetts ist bevorzugt über ein Ausdauertraining mit Fettverbrennungscharakter durchzuführen, da die entsprechend niedrige Intensität keine überhöhten Anforderungen an das Herz-Kreislauf-System stellt, sondern sich im Gegenteil hier sogar qualitative Verbesserungen einstellen und auch die so genannten Risikofaktoren, wie erhöhte Blutfette und Zuckerkrankheit vom Typ II, positiv beeinflusst werden. Zu beachten ist, dass zur Vermeidung von Überlastungsschäden am Bewegungsapparat nur »gelenkschonende« Ausdauerbelastungen durchgeführt werden.

Ausdauertraining mit Fettverbrennungscharakter (siehe Kapitel 8)

Allgemeine Charakteristika: • niedrige Intensität • lang • keine wesentlichen Pausen • möglichst große Muskelgruppen

Bewegungsform	Belastungszeit pro Trainingseinheit in Min.
• schnelles Gehen (»Wogging«)	60
• kontinuierliches Wandern	90
• Ergometertraining:	
– Fahrradergometer	45
– Step-Gerät	35
– Ruderergometer	35
• Radfahren im Gelände	60
• Skiwandern	60

Trainingshäufigkeit: 3–4× pro Woche (jeden 2. Tag!)

Trainingsintensität:
- ruhige, tiefe Atmung (Sauerstoffatmung)
- Sprechen ganzer Sätze noch möglich
- Ergometer/Rad: Puls 160–170 minus Lebensalter

Anmerkungen:
- Ergometertraining ist wegen seiner Witterungsunabhägigkeit zu bevorzugen.
- Ein tageweiser Wechsel verschiedener Bewegungsformen ist gut möglich.
- Eine langsame Steigerung des Belastungsumfanges ist empfehlenswert. Aber Achtung: Die Fettverbrennung setzt erst 15–20 Min. ab Belastungsbeginn voll ein.

Kalorienreduzierte Ernährung (siehe Kapitel 14)

- Kalorienzufuhr auf ca. 1500 kcal pro Tag reduzieren
- Trinkmenge auf 2–3 Liter pro Tag erhöhen (Mineralwasser mit Zitrone),
- 2–3 Esslöffel Weizenkleie pro Tag zur Schaffung eines Sättigungsgefühles

Achtung: Ist das Übergewicht mit Risikofaktoren (überhöhte Blutfette, Harnsäure usw.) oder Erkrankungen (Bluthochdruck, Zuckerkrankheit Typ II usw.) verbunden, so ist dringend eine regelmäßige ärztliche Überwachung im Trainingsprozess zu empfehlen!

Präventivprogramm Herz-Kreislauf-Erkrankungen

Speziell zur Vorbeugung von Herz-Kreislauf-Erkrankungen ohne wesentliche Risikobelastung, wie Fettstoffwechselstörung usw., würde schon ein tägliches Fahrradergometertraining von 10 Min. im mittleren Intensitätsbereich ausreichen. Unabhängig von der Praktikabilität empfiehlt sich aber doch einerseits aus trainingsphysiologischen Gründen (Belastungs-Ermüdungs-Regenerationszyklus), andererseits aus stoffwechselaktivierender Sicht eine länger dauernde Belastung pro Trainingseinheit. Um Herz-Kreislauf-wirksame Reize zu setzen, ist weiterhin eine gewisse Reizintensitätshöhe notwendig, die z. B. deutlich über dem stoffwechselaktivierenden und nur leicht kreislaufwirksamen kontinuierlichen Wandern liegt. Zur optimalen Belastungssteuerung hat sich hier der Einsatz der Pulsfrequenzmessung bewährt. Nach sogenannten Pulsregeln werden Trainingszielpulse (Mittelwerte) errechnet (s. Tab. 7), um die sich das Ausdauertraining bewegen sollte. Die Verwendung eines Pulsmessgerätes mit Einstellmöglichkeit von Pulsober- und -untergrenzen ist empfehlenswert.

Ausdauertraining mit guter Herz-Kreislauf-Wirksamkeit (siehe Kapitel 8)		
Bewegungsform	mittlerer Trainingspuls/Min.	Belastungszeit in Min.
• Radfahren • Ergometertraining – Fahrrad – Step-Gerät – Ruderergometer	↑ 180 minus Lebensalter ↓	45–60 30–45 30–45 30–45
• Laufen (Jogging)	[180 minus Lebensalter] + 10	30–45
• Rudern/Paddeln (Freiluft) • Skilanglauf, klassische Technik	↑ [180 minus Lebensalter] + 5 ↓	30–45 45–60
• Schwimmen	wegen »Tauchreflex« nur schwer mittels Puls steuerbar: ca. [180 minus Lebensalter] –10	30
• Schnelles Gehen • Bergwandern	[180 minus Lebensalter] – 20	45–60 45–60
Trainingshäufigkeit: 2× (minimal) –3× (optimal) pro Woche		

Präventivprogramm Wirbelsäulenerkrankungen

Die Wirbelsäule ist das Zentralorgan des Bewegungsapparates. Bereits unter Alltagsbedingungen steht sie unter dem Einfluss hoher statischer und dynamischer Kräfte. Durch Inaktivität, Alterungsprozesse, aber auch einseitige Überlastung ent-

stehen Schäden im Bereich der Zwischenwirbelgelenke und Bandscheiben, die ihrerseits wieder die in enger Nachbarschaft liegenden Nervenwurzeln mechanisch beeinträchtigen können. Die degenerativen Wirbelsäulenerkrankungen stehen sowohl von der Erkrankungshäufigkeit als auch der Zahl der Krankmeldungen an der Spitze der Erkrankungen am Bewegungsapparat.
Nachfolgende Übungen sollten in der dargestellten Reihenfolge (1–3) und in Pfeilrichtung (→) durchgeführt werden. Die Übungsbeschreibung findet sich in den angegebenen Kapiteln.

1. Beweglichkeitsübungen (s. Kap. 10):

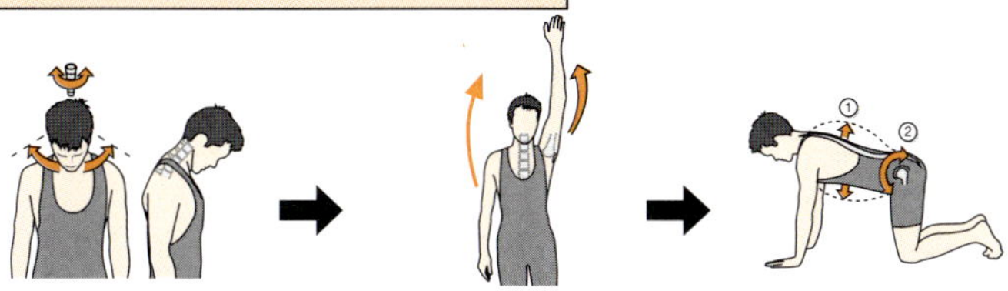

Halswirbelsäule → obere Brustwirbelsäule, Schultergürtel → untere Brustwirbelsäule, Lendenwirbelsäule

3–5 Wiederholungen pro Übung • täglich, wenigstens jeden 2. Tag • Übungszeit: morgens!

2. Dehnübungen (s. Kap. 10):

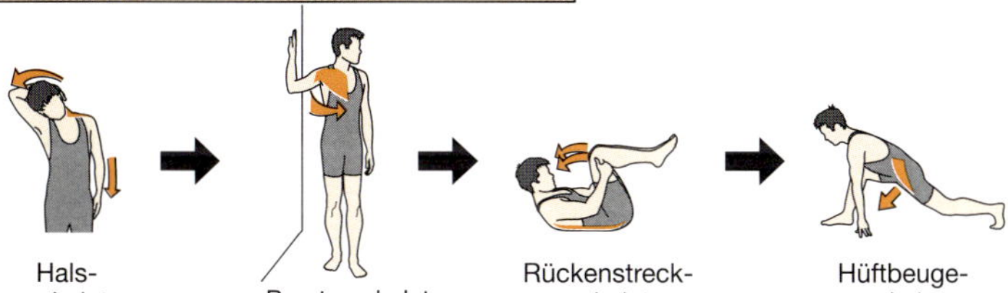

Halsmuskulatur → Brustmuskulatur → Rückenstreckmuskulatur → Hüftbeugemuskulatur

2–3 Wiederholungen pro Seite • Dehnzeit: 20–30 Sek. • täglich, wenigstens jeden 2. Tag

3. Kräftigungsübungen (s. Kap. 9):

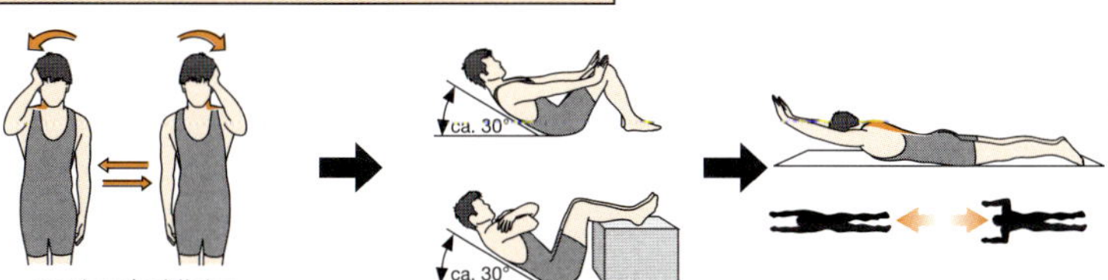

vordere/seitliche Halsmuskulatur → Bauchmuskulatur → Rückenmuskulatur

6–8 Wiederholungen pro Seite	15–20 Wiederholungen	8–10 Wiederholungen

jeweils 2–3 Serien (Sätze) • Serienpause: 2–3 Min. • 2–3 × pro Woche

Präventivprogramm Arthroseentwicklung untere Extremität (Hüft-, Knie- und Sprunggelenk)

Die häufigen Arthrosen der großen Gelenke der unteren Extremität besitzen als Ursache neben einer vielfach zu findenden Fehlstatik infolge Fehlanlage, X-Bein, O-Bein, Belastungsinnenknicken im Sprunggelenk oder übermäßigem Außenrandlaufen eine ungenügende muskuläre Absicherung infolge inaktivitätsbedingter Muskelschwäche, aber auch -verkürzung. Eine vorhandene Fehlstatik gilt es nach ärztlichen Angaben über Einlagenversorgung, Beinlängenteilausgleich usw. auszugleichen, die muskulären Ungleichgewichte aber durch ein Dehn- und Kräftigungstraining anzugehen.

Nachfolgende Übungen sollten in der dargestellten Reihenfolge (1–2) und in Pfeilrichtung (→) durchgeführt werden. Die Übungsbeschreibung findet sich in den angegebenen Kapiteln.

1. Kräftigungsübungen (s. Kap. 9):

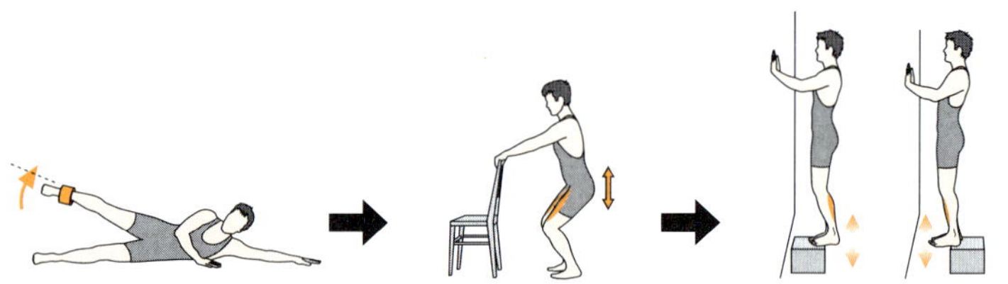

Gesäßmuskulatur → knieführende Muskulatur → Wadenmuskulatur, Schienbeinmuskulatur

8–20 Wiederholungen • 2–3 Serien (Sätze) • Serienpause: 2–3 Min. • 2–3 × pro Woche

2. Dehnübungen (s. Kap. 10):

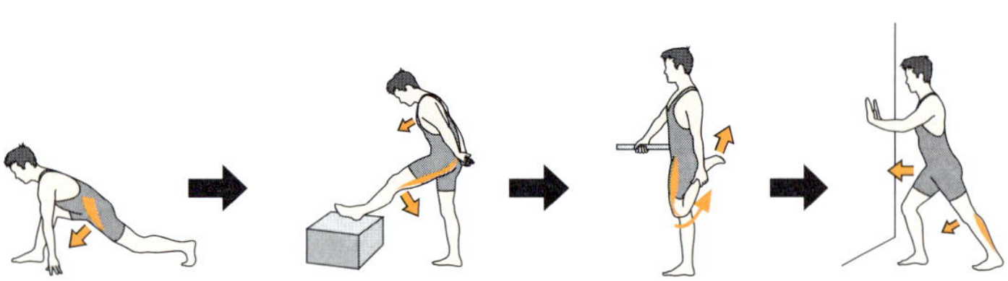

Hüftbeugemuskulatur → Kniebeugemuskulatur → Kniestreckmuskulatur → Wadenmuskulatur

2–3 Wiederholungen pro Seite • Dehnzeit: 20–30 Sek. • 2–3 × pro Woche

Präventivprogramm Osteoporose

Grundsätzlich stellt die Osteoporose, also der krankhafte Kalksalzmangel im Knochen des alternden Menschen mit Schmerzen und erhöhter spontaner, aber auch z. B. sturzbedingter Knochenbruchneigung, ein multifaktorielles Problem dar, bei dem z. B. der Abfall anaboler Sexualhormone eine zentrale Bedeutung besitzt. Trotzdem zeigt ein vorbeugendes Bewegungstraining sehr gute Effekte, da es einerseits über eine mechanische (Knochenbiegespannungen), andererseits über eine hormonregulierende Induktion zu einem erhöhten Kalksalzumsatz am Knochen mit entsprechend stabilisierenden Auswirkungen führt. Dies gilt nicht nur im vorbeugenden, sondern auch im therapeutischen Sinne, denn erst durch den Belastungsreiz werden medikamentöse Maßnahmen sinnvoll. Vor allem ein niedrig dosiertes, aber regelmäßig durchgeführtes kraftausdauerorientiertes Training zeigt hier die besten Effekte (s. Kapitel 9).

Die einzelnen Übungsbeispiele sind aus folgenden Abbildungen ersichtlich: Abb. 44–47, Abb. 49–50, Abb. 52–54.

Die Belastungsintensität, die Wiederholungszahl und die Trainingsfrequenz richten sich an den Vorgaben eines kraftausdauerorientierten Gesundheitstrainings (s. Abb. 39):

Nach einem 4- bis 6-wöchigen Anpassungs- und Gewöhnungstraining gilt:

• Intensität (z. B. Gewichte):	40–50% der maximalen Leistung
• Wiederholungszahl:	15–20
• Sätze (Serien)	
zunächst:	2–3 (Minimalprogramm)
später:	3–5 (Maximalprogramm)
• Satz-(Serien-)pause:	2–3 Min.
• Häufigkeit:	2T pro Woche
• Bewegungsausführung:	langsam bis zügig

Präventivprogramm »Bindegewebsschwäche«, »Orangenhaut« u. Ä.

Mit wenigen Ausnahmen (z. B. Ehlers-Danlos-Syndrom) handelt es sich im medizinischen Sinne bei den häufig gebrauchten Bezeichnungen »Bindegewebsschwäche«, »Orangenhaut« u. Ä. nicht um echte Krankheitsbilder, sondern um Begriffe, unter die die gesamte Bandbreite anlagebedingter Bindegewebsüberelastizität bis hin zu inaktivitätsbedingter verminderter Bindegewebsresistenz subsummiert ist.

In Verbindung mit Übergewicht bzw. vermehrtem Unterhautfett kommt es zu Überlastungen des Bindegewebsapparates bzw. zu kosmetisch störenden Effekten (»Orangenhaut«). Primär entzündliche Veränderungen, wie sie der Name »Zellulitis« suggerieren könnte, finden sich nicht. Sämtlichen Formen aber ist gemeinsam, dass sie gut auf ein Kombinationstraining aus niedrig intensivem Ausdauer- (Fettverbrennung) und Krafttraining (Bindegewebskräftigung) ansprechen.

Werden Kraft- und Ausdauerübungen innerhalb einer Trainingseinheit durchgeführt, so gilt zu beachten: Kraft **vor** Ausdauer, so sollte z. B. einem 30-minütigen Krafttraining ein 45-minütiges Ergometertraining folgen.

1. Kraftausdauertraining zur Stärkung des Bindegewebes (siehe Kapitel 9)

Übungsbeispiele nach Körperregionen:

• Rumpfmuskulatur:	Abb.44–47
• Schultergürtel/Arme:	Abb.49–50
• Becken/Beine:	Abb.52–54

Nach einem 4- bis 6-wöchigen Anpassungs- und Gewöhnungstraining gilt:

Intensität (z.B. Gewichte):	40–50% der maximalen Leistung
Wiederholungszahl:	15–20
Sätze (Serien):	2–3
Satz-(Serien-)Pause:	2–3 Min.
Häufigkeit:	2× pro Woche
Bewegungsausführung:	zügig

2. Ausdauertraining mit Fettverbrennungscharakter (siehe Kapitel 8)

Bewegungsformen und Belastungszeiten: s. Programm gegen Übergewicht

Trainingsintensität:
- ruhige, tiefe Atmung (»Sauerstoffatmung«)
- Sprechen ganzer Sätze noch möglich
- Pulsregel: 160–170 minus Lebensalter

Trainingshäufigkeit: 2× pro Woche (nach Krafttraining)

Alternativ sind auch Kombinationstrainingsformen aus Kraft und Ausdauer mit Belastungsreizen für den ganzen Körper möglich: z.B. Aerobic-Formen (mit und ohne »heavy-hands«), Ganzkörper- und Skilanglauftrainer.

Präventivprogramm stressorische und immunologische Überforderung

Schon lange wissen wir von den positiven Auswirkungen eines moderaten Ausdauertrainings auf die Psyche: So zeigt es eine tonisierende (»beruhigende«) Wirkung insbesondere auf stressinduzierte Überreaktionen des Organismus, wie Herzstechen (Dyskardien) und Atemnotgefühl (Hyperventilation) ohne organisches Korrelat, unbegründete Angstzustände bis hin zu Panikattacken usw. Ausdauertraining wird deshalb auch als unterstützendes Therapiemedium in der Psychotherapie eingesetzt. Erst in den letzten Jahren erfahren wir dagegen mehr und mehr auch über die positive Beeinflussung des Immunsystems: Ein richtig durchgeführtes moderates Ausdauertraining zeigt nach dem gegenwärtigen Wissensstand positive Aspekte bei der Infekt- wie auch Tumorabwehr, so dass es Menschen mit Infektneigung, mit Tumorrisiko (z. B. familiäre Belastung) und/oder Tumorkranken im stabilen Zustand (keine Chemotherapie) empfohlen werden kann.

Ausdauertraining mit positiven Auswirkungen auf Psyche und Immunsystem (siehe Kapitel 8)	
Bewegungsform	vorgeschlagene Belastungszeit pro Trainingseinheit in Min.
• Laufen (»Jogging«)	30
• schnelles Gehen (»Wogging«)	60
• Fahrradfahren	45
• Schwimmen	30
• Rudern	30
• Skilanglauf	45
• Ergometertraining	30–45
Trainingshäufigkeit:	3–4× pro Woche
Trainingsintensität:	• ruhige, tiefe Atmung (»Sauerstoffatmung«) • Sprechen ganzer Sätze noch möglich • Pulsregeln: z. B. 180 minus Lebensalter

Anmerkung

Trainierende mit immunologischen Problemen sollten auf eine ausreichende Zufuhr von antioxidierenden Vitaminen (Provitamin A, C und E), Zink und Selen über eine ausgewogene vollwertige Kost achten. Im Zweifelsfalle (z. B. Kantinenessen) können auch entsprechende Zubereitungen aus der Apotheke zum Einsatz kommen.

Individuelles Bewegungsprogramm

Nach der Lektüre dieses Buches sollte es gelingen, über die allgemeinen standardisierten Trainingsprogramme hinaus auch für die spezielle Situation (z. B. Behinderung, chronische Erkrankung usw.) ein individualisiertes Bewegungsprogramm zu erstellen.
Folgende Kardinalpunkte sind dabei zu beachten:

- Bewegungsziel:
- Bewegungsqualität:
  - Ausdauer
  - Kraft
  - Beweglichkeit
  - Koordination
- Bewegungsform:
- Trainingsdauer pro Einheit:
- Trainingshäufigkeit pro Woche:
- Trainingsintensität:

Literatur

AHONEN, I., LAHTINEN, T., SANDSTRÖM, M., POGLIANI, G., WIRHED, R.: Sportmedizin und Trainingslehre. Schattauer (1994)

ANDERSON, B.: Stretching. Bolinas, USA (1980)

ANIANSSON, A., GUSTAFSSON, E.: Physical training in old men with special reference to quadriceps muscle strength and morphology. *Clinical Physiology 1* (1981)

ARRAIZ, G. A. et al: Risk assessment of physical activity and physical fitness in the canada health survey mortality follow-up study. *J. Clin. Epidemiolog. 45* (1992)

ASTRAND, P. O.: Die Bedeutung der Motorik für die Entwicklung des Menschen. Vortrag CIEPSS-Tagung, C (1983), zitiert in: ISRAEL, S.: Muskelaktivität und Menschwerdung (1995) s. dort

BANZER, W., HOFFMANN, G.: Präventive Sportmedizin. Perimed (1990)

BAUER, J., BÖS, K., SINGER, R.: Motorische Entwicklung. Hofmann Schorndorf (1994)

BERNDT, I.: Was ist gesund am Sport? Prävention, Rehabilitation und Wohlbefinden des Menschen. In: GIESELER, K. et al: Menschen im Sport 2000. Hofmann Schorndorf (1988)

BIENER, K.: Sporthygiene und präventive Sportmedizin. Huber (1987)

BLAIR, S. N. et al: Physical fitness and all-cause mortality: A prospective study of healthy men and women. *JAMA 262* (1989)

BRINGMANN, W.: Zu einigen Aspekten der regelmäßigen sportlichen Tätigkeit ... in: WEINECK, J.: Sportbiologie. Perimed (1988)

DIEHM, C., WEISS, T.: Arterielle Verschlußkrankheit. *LinguaMed* (1997)

DIEKMANN, W., LETZELTER, M.: Stabilität und Wiederholbarkeit von Trainingszuwachs durch Schnellkrafttraining im Grundschulalter. In: *Sportwissenschaft 17* (1987)

EIBL-EIBESFELDT, I.: Die Biologie des menschlichen Verhaltens. Seehamer Verlag (1997)

Framingham-Studie: Epidemiologische Langzeitstudie (1949–1987) in der amerikan. Kleinstadt Framingham. In: KANNEL, W. B.: Heutiger Stand der Framingham-Studie. Internat. Kardiolog. Symposium, Essen (1988)

FRÖHNER, G.: Streichung von Schulsport gefährlich, *DSÄB-Mitteilungen in Sportorthopädie – Sporttraumatologie 12.1* (1996)

FROMM, E.: Haben oder Sein – Die seelischen Grundlagen einer neuen Gesellschaft. Deutsche Verlagsanstalt (1976)

GEIGER, L.: Ausdauertraining. Copress (1996)

GEIGER, L.: Die Ermüdung als Unfallursache. *Österr. Journal f. Sportmedizin* (1992)

GEIGER, L.: Die periphere und zentrale Ermüdung als auslösender Faktor für alpine Unfälle. Vortrag Sicherheitskreis im Deutschen Alpenverein (1987)

GEIGER, L.: Überlastungsschäden im Sport. BLV (1997)

GRIMBY, G. et al.: Morphology and enzymatic capacity in arm and leg muscles in 78–81-year old men and women. *Acta Physiologica Scandinavica, 115* (1982)

HEATH, G. W. et. al: Exercise and the incidence of upper respiratory tract infections. *Med. Sci. Sports Exerc. 23* (1991)

HEYDEN, S.: Diabetes mellitus, Hypercholesterinanämie, Hyperurikämie, Übergewicht. Böhringer Mannheim (1975)

HEYDEN, S., FODOR, G. J.: Does regular exercise prolong life expectancy? *Sports Med. 6* (1988)

HILDEBRANDT, W.: Untersuchungen zur menschlichen Tagesrhythmik durch eine variable Arbeitszeitregelung. Dissertation, Aachen (1972)

HOLLMANN, W., HETTINGER, TH.: Sportmedizin – Arbeits- und Trainingsgrundlagen. Schattauer (1990)

HOLLMANN, W.: Zentrale Themen der Sportmedizin. Springer (1985)

ISRAEL, S.: Muskelaktivität und Menschwerdung – technischer Fortschritt und Bewegungsmangel, Academia-Verlag (1995)

JANDA, V.: Muskelfunktionsdiagnostik. Steinkopf Dresden (1976)

JUNG, K., BUSSMANN, B.: Anthropologische Begründung der Ausdauerleistung des Menschen. *Condition 14* (1983)

KARVONEN, J., VUORIMAA, T.: Heart Rate and Exercise Intensity during sports activities. *Sports medicine* (1988)

KOHL, H. W. et al: Physical aktivity and cancer. An epidemiological perspective. *Sports Med. 6* (1988)

KONOPKA, P.: Sporternährung. BLV (1996)

KUNZ, T.: Psychomotorische Förderung – ein neuer Weg der Unfallverhütung im Kindergarten. Dissertation, Frankfurt (1990)

LARSSON, L.: Physical training effects on muscle morphology in sedentary males at different ages. *Medicine and Science in Sports and Exercise 14* (1982)

LIESEN, H., BAUM, M.: Sport und Immunsystem. Hippokrates (1997)

MARQUARDT, C.: Zur koordinativen Fähigkeitsentwicklung von sportschwachen Schülern. Diplomarbeit, Greifswald (1984)

NIEMAN, D. C. et. al: Effect of high versus moderate intensity exercise on natural killer cell cytotoxic activity. *Med. Sci. Sports Exerc. 25* (1993)

NIEMAN, D. C., et al: The effects of moderate exercise training on natural killer cells and acute upper respiratory tract infections. *Int. J. Sports Med. 11* (1990)

NIEMAN, D. C.: Exercise, infection and immunity. *Int. J. Sports Med. 15* (1994)

PAFFENBARGER, R. S. et. al: Physical activity, all-caused mortality and longevity of college alumni. *New Engl. J. Med. 314* (1986)

RADLINGER, L., BACHMANN, W.: Belastungsintensität, Wiederholungszahl und Belastungsdauer im differenzierten Krafttraining. *Manuelle Therapie 2* (1998)

RASHKIS, H. A.: Systemic stress as an inhibitor of experimental tumors in swiss mice. *Science 116* (1952)

SANDSTRÖM, M.: Sportphysiologie. In: Ahonen J. et al.: Sportmedizin und Trainingslehre. Schattauer (1994)

SCHMIDTBLEICHER, D., GOLLHOFER, A.: Neuromuskuläre Untersuchungen zur Bestimmung individueller Belastungsgrößen für ein Tiefsprungtraining. *Leistungssport 12* (1982)

SCHWANDT, P.: Die koronaren Risiken. Sandoz Nürnberg (1975)

SIDNEY, K. H., SHEPHARD, R. J.: Wahrnehmung von Anstrengungen bei Älteren. *Sportpraxis 21* (1980)

SKINNER, J.: Rezepte für Sport und Bewegungstherapie. Deutscher Ärzte Verlag (1989)

SWAIN, R. et al: Kurzmitteilung. *Fortschritte der Medizin* (1998)

THIEL, A.: Belastbarkeit des Bewegungsapparates durch Krafttraining im Kindes- und Jugendalter. *Lehre der Leichtathletik 24* (1985)

UHLENBRUCK, G. et al: Can endurance sports stimulate immune mechanisms against cancer and metastasis? *Int. J. Sports Med. 12* (1991)

VENA, J. E. et al: Occupational exercise and risc of cancer. *Am. J. Clin. Nutr.* (1987)

VIIDIK, A.: Elastomechanik biologischer Gewebe. In: COTTA, H., KRAHL, H., STEINBRÜCK, K.: Die Belastungsprobleme des Bewegungsapparates. Thieme (1980)

WEINECK, J.: Optimales Training. Perimed (1996)

WYSHAK, G. et al: Lower prevalence of benign diseases of the breast and benign tumors of thereproductive system among former college athletes compared to nonathletes. *Br. J. Cancer 54* (1986)

ZIMMER R.: Kinder im Sport – Eine Welt zwischen Spielen und Leisten! In : Kinder brauchen Bewegung – Brauchen Kinder Sport? Aachen (1992)

Medizinisches Glossar

Adenosin-Triphosphat: ATP oder Adenosin-Triphosphorsäure ist ein Mononukleotid und gehört zu den energiereichen Phosphaten. Bei der Muskelkontraktion zerfällt ATP in ADP und anorganisches Phosphat. Die Spaltung von ATP ist der entscheidende energieliefernde Prozess.

Adipositas: Fettleibigkeit. Im Gegensatz zum unspezifischen Ausdruck »Übergewicht« Vermehrung des Körpergewichts durch Fetteinlagerung. A. hat keine eigenständige Bedeutung als Risikofaktor für Herz-Kreislauf-Erkrankungen, begünstigt allerdings die Entstehung von Risikofaktoren wie Bluthochdruck, Diabetes mellitus, Fettstoffwechselstörungen. Risiko erhöht bei der sog. männlichen Form der Fettsucht (androide Adipositas) mit erhöhtem Bauchumfang (→ metabolisches Syndrom). Kein erhöhtes Risiko bildet dagegen die weibliche (gynäkoide) Form mit einer eher allgemeinen »Rundumverteilung«. Besonders empfehlenswerte Sportarten bei A. sind solche, bei denen das Körpergewicht vom »Sportgerät« getragen wird (Radfahren, Rudern, Schwimmen).

Adrenalin: Syn.: Epinephrin. Hormon (Katecholamin), gebildet im Nebennierenmark. Ausschüttung wird nerval gesteuert (Stress- und Notfallhormon); ist abhängig von der jeweiligen psychischen und physischen Beanspruchung. A. erhöht Herzfrequenz, Herzminutenvolumen und Blutdruck; weiterhin Steigerung des Glykogenabbaus in Leber und Muskulatur (Erhöhung des Blutzuckerspiegels), Steigerung der Lipolyse im Fettgewebe (Erhöhung der Fettsäurekonzentration im Blut).

aerob: Stoffwechselvorgänge in Verbindung mit molekularem Sauerstoff. ATP-Resynthese über Zitronensäurezyklus, Beta-Oxidation und Atmungskette. Geschieht hauptsächlich durch Abbau von Glykogen, Glukose und Fett, nur in geringem Umfang durch Aminosäurenverwertung. Voraussetzung zum muskulären aeroben Stoffwechsel ist eine in Relation zur gegebenen muskulären Arbeitsgröße genügende Leistungsfähigkeit von Herz und Lunge bei genügendem Sauerstoffbindungsvermögen des Blutes.

Aktin: Muskelprotein, vorkommend als globuläres A. und als fibilläres A. Letzteres verbindet sich mit dem Kopfteil des Myosins zum Aktin-Myosin-Komplex und ermöglicht die Muskelkontraktion.

anaerob: Stoffwechselvorgänge ohne Inanspruchnahme von Sauerstoff. Das können sein: ATP-Abbau und -Resynthese, Kreatinphosphatab- und -wiederaufbau, Glukoseabbau zu Milchsäure (Laktat) über die anaerobe Glykolyse.

Antagonisten (Muskulatur): Gegenspieler, aber gleichzeitig auch Partner der Agonisten, die beide ein Funktionspaar für ein harmonisches Zusammenwirken bei gezielten Bewegungsabläufen bilden. Letztere werden durch Agonisten (bzw. Synergisten) eingeleitet und durch Antagonisten rechtzeitig gebremst, z. B. Strecker und Beuger im Kniegelenk.

Antikörper: Heterogene Gruppe von Glykoproteinen (Immunglobuline); werden durch B-Zellen bzw. Plasmazellen als mögliche Immunantwort nach Kontakt des Organismus mit einem Antigen gebildet. Funktion: Vermittler der humoralen Immunität, Bindung von fremden und körpereigenen Antigenen. Die Bindung eines Antigens an den A. nennt man Antigen-Antikörper-Reaktion, die daraus entstandene Verbindung Immunkomplex, der in der Regel durch sog. Fresszellen eliminiert wird.

Arthrose: Syn.: Arthrosis deformans, Osteoarthrose, Osteoarthrosis deformans. Mit Knorpeluntergang beginnende, auf alle Gelenkstrukturen übergehende, langsam fortschreitende Gelenkdestruktion. Zugrunde liegt ein Missverhältnis von Belastbarkeit und Belastung. Diskutiert werden mechanische und chemische Einflüsse wie Störung der physiologischen Druckgleichverteilung im Gelenk (z. B. bei instabilen Gelenken, nach Trauma), längere Ruhigstellung oder Durchblutungsstörungen, aber auch allgemeine körperliche Inaktivität. Häufigkeit und Ausmaß der A. nehmen mit fortschreitendem Alter besonders ab der 6. Dekade zu, wobei Frauen häufiger und schwerer betroffen sind. Überhöhtes Körpergewicht kann eine A. verschlimmern. In der Reihenfolge des Befalls geht das Kniegelenk dem Schulter- und Hüftgelenk voran. Klinischer Verlauf: Schwellung, Anlauf-, Bewegungs- und Ruheschmerz sowie zunehmende Funktionseinschränkung; im Spätstadium Muskelatrophie, Kontrakturen und Fehlstellungen. Charakteristisch ist ein zeitlich begrenzter Wechsel von Phasen relativer Beschwerdearmut/-freiheit (latenter A.) und akuter Verschlechterung mit den lokalen Zeichen einer Entzündung (aktivierte A.). Röntgenbefund: Typische Veränderungen sind Verschmälerung des Gelenkspalts infolge Knorpelverlust, Randwülste, subchondrale Knochenverdichtungen und Zystenbildungen. Bei der A. ist keine Heilung möglich; die Therapie ist rein symptomatisch. Unterschieden werden konservative und operative Maßnahmen.

Bandscheibenschäden: Die Bandscheibe besteht aus einem Faserring und einem Gallertkern. Sie liegt zwischen zwei Wirbelkörpern der jeweiligen Grund- und Deckplatte. Durch Verschleiß (Degeneration) und viel seltener durch Verletzungen (Traumata) reißt der Faserring teilweise oder komplett ein. Der Kern verlagert sich und kann Nervenstrukturen einengen, was zu motorischen und sensiblen Ausfällen führen kann. Maximalform: Bandscheibenvorfall. Die Erniedrigung der Bandscheibe kann eine Instabilität des sog. Bewegungssegmentes, d. h. eine Wackelbewegung der angrenzenden Wirbelkörper verursachen, die wiederum zu Nervenwurzelirritationen führen kann.

Belastungs-EKG: Bei Belastungsuntersuchung registriertes EKG als wichtigste Untersuchung zur Erfassung von Herzmuskeldurchblutungsstörungen im Rahmen einer koronaren Herzkrankheit. Sportvorsorgeuntersuchung. Im Allgemeinen werden die Ableitungen V_2, V_4, V_6 registriert (Ableitung nach Rosenkranz/Drews). Erfaßt werden vor allem Rückbildungsstörungen (ST-Senkungen) sowie Rhythmus- und Überleitungsstörungen. Das B. ist auch dann indiziert, wenn keine Beschwerden vorhanden sind, da Durchblutungsstörungen des Herzens häufig unbemerkt auftreten können.

Cholesterin: Syn.: Cholesterol. Wörtlich übersetzt eigentlich Gallenfett, da es in der Gallenflüssigkeit (auch in Gallensteinen) enthalten ist. Davon unabhängig ist Ch. ein Grundbaustein für Hormone und Vitamin D, zugleich auch ein wichtiges Strukturfett in jeder Zelle, das zum Aufbau der Zellwände benötigt wird. Zu hohe Ch.-Konzentrationen im Blut (Hypercholesterinämie) stellen einen Risikofaktor für die Entstehung der Aterio-sklerose dar, da die Ablagerung von Ch. in der Gefäßwand einen der wichtigsten Teilvorgänge in der Entstehung der Arteriosklerose (Atherogenese) bildet. Die sog. Normalwerte für das Ch. im Serum sind in der Diskussion. Der Gesamt-Cholesterinwert im Blut sollte unter 200 mg/dl liegen, Werte oberhalb von 250 mg/dl stellen ein erhöhtes Risiko dar. Durch körperliche Aktivität wird die Zusammensetzung der einzelnen Fraktionen im Blut positiv beeinflusst. Ch. als nicht wasserlösliches Fett wird im Blut mit Eiweißen und anderen Fetten (s. Triglyzeride) zu Lipoproteinen verbunden. Dabei werden Lipoproteine mit hoher Dichte (High Density Lipoproteine = HDL) von solchen mit niedriger Dichte (Low Density Lipoproteine = LDL) und solchen mit sehr niedriger Dichte (Very Low Density Lipoproteine = VLDL) unterschieden. Während die LDL-Moleküle in der Gefäßwand abgelagert werden, wird das HDL zur Leber zurücktransportiert. Ein hoher LDL-Wert stellt somit ein erhöhtes Risiko, ein hoher HDL-Wert einen Schutzfaktor dar. Durch körperliche Aktivität kann der HDL-Wert erhöht werden, eine der wichtigsten Begründungen für die gesundheitliche Bedeutung des Sports.

Diabetes mellitus: Syn.: Zuckerkrankheit. Chronische Erkrankung, die auf Insulinmangel oder gestörter peripherer Insulinsensitivität beruht und bei der Stoffwechselprozesse, die durch Insulin unterhalten oder begünstigt werden, in ihrem Ablauf und Umsatz gestört sind. Man unterscheidet grundsätzlich zwei Diabetes-Typen: Können infolge einer pathologischen Veränderung der B-Zellen der Langerhans-Inseln (Bauchspeicheldrüse) physiologisch notwendige Insulinkonzentrationen nicht erreicht werden, spricht man von Insulinmangel (Typ-I-Diabetes, Insulin Dependent Diabetes Mellitus, IDDM); ein relativer Insulinmangel und damit keine Insulinabhängigkeit (Typ-II-Diabetes, Non Insulin Dependent Diabetes Mellitus, NIDDM) liegt vor, wenn trotz normaler oder oftmals sogar erhöhter Plasmainsulinkonzentrationen die metabolische Antwort im Organismus nicht ausreicht. Ausdauertraining führt zu einer erhöhten peripheren Sensibilität gegenüber Insulin. Bei jüngeren Patienten, die bereits eine eingeschränkte Glukosetoleranz bei gleichzeitiger familiärer Disposition aufweisen, scheint Ausdauertraining geeignet zu sein, um die Manifestation des D. zu verhindern. Der Zusammenhang zwischen Sportanamnese und Diabetesinzidenz ist aus verschiedenen Längsschnittstudien statistisch belegt.

Dysbalancen, muskuläre: Störung des funktionellen Gleichgewichtszustandes der auf ein Gelenk agonistisch bzw. antagonistisch einwirkenden Muskelkräfte. Ein tonischer Muskel (u. a. gerader Oberschenkelstrecker, dreiköpfiger Wadenmuskel, Hüftbeuger, großer Brustmuskel) mit überwiegender Haltefunktion reagiert auf eine Fehlbelastung zumeist mit einer Verkürzung seiner normalen Länge, während ein phasischer Muskel (u. a. gerader Bauchmuskel, Gesäßmuskel, mittlerer und unterer Trapezmuskel) mit einer Abschwächung seiner Kraft antwortet.

Eiweißstoffwechsel: Prozesse der Aufnahme, Synthese und des Abbaus der Proteine. Im Darm werden die Nahrungsproteine in Aminosäuren (AS) aufgespalten, resorbiert und im Blut transportiert. Danach weiterer Abbau der AS oder Neuaufbau körpereigenen Eiweißes. Die Proteine unterliegen einem ständigen Auf- und Abbau (Anabolismus, Katabolismus), der hormonell gesteuert wird und durch körperliches Training beeinflusst werden kann. Bei Eiweißzufuhr mit der Nahrung ist auf den erforderlichen Anteil an essentiellen (nicht vom Körper zu bildenden) Aminosäuren zu achten. Kohlenhydratarme Ernährung und Hungerzustände führen zu vermehrtem Abbau körpereigener Proteine. Bei Langzeitausdauerbelastungen werden Proteine für die Energiegewinnung herangezogen. Hierzu werden in Ermangelung von Speicherproteinen funktionelle Körperproteine abgebaut.

Energiegewinnung: Muskelarbeit (sportliche Betätigung) benötigt Energie. Diese entsteht durch den Zerfall von Adenosintriphosphat (ATP) in Adenosindiphosphat (ADP) und Phosphat (P). Die im Muskel gelagerte Menge an ATP reicht bei maximaler Muskelarbeit aber nur für ca. 2 Sek. (z. B. Wurf). Belastungszeiten darüber werden zunächst durch Wiederauffüllung der ATP-Speicher mittels Kreatinphosphat (KP), das ebenfalls im Muskel gelagert ist, abgedeckt. Diese energetische Verbindung reicht aber entsprechend der Belastungsintensität nur für 6–8 Sek. (maximal) bzw. 20 Sek. (submaximal), also für Kurzzeitbelastungen (z. B. 50-m-Sprint). ATP und KP lassen sich mit einer Muskelbatterie vergleichen, deren Energie praktisch ohne zeitliche Verzögerung zur Verfügung steht (= anaerobe alaktazide Energiebereitstellung). Jede darüber hinausgehende Energieanforderung muss durch den Abbau von Brennstoffsubstraten beantwortet werden. Hier unterscheidet man grundsätzlich zwei Wege, den sauerstofflosen (anaeroben) Abbau von Traubenzucker (Glucose) zu Milchsäure (Laktat/laktazid) und die Verbrennung von Traubenzucker und Fettsäuren unter Sauerstoffbedingungen (aerob) zu Wasser und Kohlendioxid. Intensive Belastungen bis ca. 40–50 Sek. werden vorwiegend anaerob laktazid, Belastungen über 2 Min. zunehmend aerob abgedeckt. Der anaerobe laktazide Mechanismus besitzt den Vorteil der schnelleren Verfügbarkeit, begrenzt sich aber selbst durch die im Muskel anfallende Milchsäure, die in hohen Konzentrationen über eine Enzymhemmung die Leistung mindert. Die Fähigkeit, auch mit hohen muskulären Milchsäurespiegeln agieren zu können, bezeichnet man als Wettkampfhärte (Laktattoleranz, z. B. 400-m-Lauf). Die aerobe Resnythese von ATP funktioniert zwar langsamer, besitzt aber den Vorteil harmloser Abbauendprodukte (Wasser, Kohlendioxid), die nicht leistungsbegrenzend wirken. Bei intensiven Ausdauerbelastungen bis 60 Min. werden vorwiegend Traubenzucker (Kohlenhydrate), bei längerer Dauer der Ausdauerbelastungen werden zunehmend Fettsäuren als Substrat »verbrannt« (z. B. beim Marathonlauf). Sämtliche energieliefernden Systeme gehen fließend ineinander über.

Evolution, biologische: Stammesgeschichtliche Entwicklung der Organismen im Laufe der Erdgeschichte. E. ist das Ergebnis der kombinierten Wirkung von Mutation (erbliche Variation), Selektion und Isolation der Genotypen. Die b. E. äußert sich u. a. in Anpassung, Differenzierung, Spezialisierung und Reduktion organischer Substrate.

Glykogen: »Tierische« Stärke. Hochmolekulare intrazelluläre Speicherform der Glukose. In der Leber (80–120 g) und im Muskel (400–500 g) zur Erhaltung des Blutzuckerspiegels gespeichert. Der G.-Gehalt im Muskel bestimmt die Ausdauerleistungsfähigkeit und die Ermüdung; kohlenhydratreiche Ernährung vergrößert die Speicher und dient der schnellen Auffüllung der Depots.

Inaktivitätsatrophie: Rückbildung biologischer Strukturen bei chronischer Minderbelastung, speziell Rückbildung des Skelettmuskels bei chronischer Unterforderung. Es kommt zu einer Verkleinerung der Einzelelemente (Muskelfasern), im Gegensatz zur krankhaften Muskeldystrophie nicht zu deren Untergang.

Kohlenhydratstoffwechsel: Prozesse der Aufnahme, Speicherung und Verwertung der Kohlenhydrate (KH). Resorption der KH im Dünndarm nach Aufspaltung in Monosaccharide, Transport als Glukose im Blut unter weitgehender Konstanthaltung des Blutzuckerspiegels; Speicherung als Glykogen vorwiegend in Muskulatur und Leber. Transport- und Speicherkapazität können durch Training erhöht werden. Kohlenhydratüberernährung führt zur Zunahme der Fettdepots, KH Mangelernährung zum Abbau körpereigener Proteine (Eiweißstoffwechsel). Verwertung und Abbau der KH erfolgen über aerobe und anaerobe Stoffwechselvorgänge (Atmungskette, Zitronensäurezyklus, Glykolyse, Energiegewinnung). Die entsprechenden Abläufe werden hormonell gesteuert (Insulin, Glukagon, Adrenalin). Bei Langzeitausdauerbelastungen auch Bildung von Glukose aus Glycerol und glukogenen Aminosäuren (Glukoneogenese). Der Anteil des K. am Energieumsatz steigt mit der Belastungsintensität; unter maximaler Beanspruchung beträgt er nahezu 100%.

koronare Herzkrankheit: Syn.: KHK. Krankheitsbild als Folge von arteriosklerotisch bedingten Durchblutungsstörungen im Bereich der Herzkranzarterien. Typische Ausprägungen: Angina pectoris (charakteristische Beschwerden in Form der Brustenge), Durchblutungsstörungen ohne subjektive Beschwerden (asymptomatische KHK = stumme Myokardischämie), Herzinfarkt (Untergang von Herzmuskelgewebe) und plötzlicher Herztod meist durch Kammerflimmern. Körperliche Aktivität und Sport sind wichtige Maßnahmen in der Primärprävention der koronaren Herzkrankheit. Sport- und Bewegungstherapie spielt eine große Rolle im Rahmen der Rehabilitation bzw. Sekundärprävention nach kardialen Ereignissen als Folge der KHK wie Herzinfarkt und/oder Bypass-Operation.

Kreuzadaptation: Anpassungsvorgänge, die sich auf adäquate Beanspruchung nicht nur in den direkt angesprochenen Systemen vollziehen, sondern sich auch in anderen Funktionsbereichen günstig (postitive K.) oder schädigend (negative K.) auswirken. Beispiel für positive K.: Infektresistenz nach regelmäßigem Ausdauertraining; negative K.: Infektanfälligkeit bei exzessiven Belastungen (Suppression des Immunsystems).

laktazid: Anteil der anaeroben Energiegewinnung, der unter Bildung von Laktat erfolgt (Glykolyse) und zur Erniedrigung des pH-Wertes im Muskelgewebe und im Blut führt (Azidose).

metabolisches Syndrom: Syn.: Syndrom X, Reaven-Syndrom, »Wohlstandssyndrom« (Mehnert). Typisches gemeinsames Auftreten von arteriosklerotischen Risikofaktoren, speziell Neigung zum Typ-II-Diabetes, Hypertonie, Fettstoffwechselstörungen mit erhöhtem Gesamtcholesterin, erhöhten Triglyzeriden und niedrigem HDL-Wert, Adipositas vom androiden Typ, d. h. mit v. a. Betonung der Fettablagerung im Bauchbereich, weniger im Bereich der Extremitäten, wie sie vor allem bei Frauen zu beobachten ist (gynäkoider Typ). Als gemeinsamer Grundfaktor des m. S. wird eine Insulinresistenz angesehen: Die Zelle, ganz speziell die Muskelfaser, verliert an Empfindlichkeit gegenüber Insulin. Die verminderte Insulinempfindlichkeit führt zu einem Anstieg der Insulinkonzentration im Serum (Hyperinsulinämie), die wiederum eine vermehrte Aktivierung der Blutfette bewirkt und einen

Manifestationsfaktor bei bestehender Tendenz zur Hypertonie darstellt.

Prävention: Syn.: Prophylaxe, Krankheitsvorbeugung. Dem Sport wird heute eine nicht zu überschätzende Bedeutung im präventiven Bereich gegenüber den wichtigsten sog. Zivilisations- oder auch Bewegungsmangelkrankheiten wie Herz-Kreislauf- und Stoffwechselerkrankungen und Erkrankungen des Bewegungsapparates zugebilligt. Der P.-Begriff wird unterteilt, wobei die Nomenklatur unterschiedlich gehandhabt wird. Nach der WHO wird unterschieden in: 1. Primär-P.: präventive Maßnahmen beim völlig Gesunden, z. B. bei der Erziehung von Kindern zu korrekter Ernährung oder zum Nichtrauchen. 2. Sekundär-P.: spezifische präventive Maßnahmen dann, wenn bereits Risikofaktoren oder Krankheitszustände vorhanden sind, die sich nicht verschlimmern sollen. 3. Tertiär-P.: P. nach einem bereits eingetretenen irreversiblen Ereignis, z. B. nach einem Herzinfarkt, um einen neuen Infarkt zu vermeiden.

Regeneration: Syn.: Wiederherstellung, Restitution. Im Sport als physiologische R. verstanden, d. h. Neubildung bzw. Ergänzung verbrauchter Substrate und erschöpfter Potenzen zur Wiederherstellung der Homöostase nach entsprechenden Beanspruchungen.

Risikofaktoren: Umstände, die die Entstehung einer Erkrankung begünstigen, ohne für sie ursächlich sein zu müssen. Zwischen der Häufigkeit von R. und der Inzidenz von Erkrankungen besteht ein statistischer, nicht unbedingt ein kausaler Zusammenhang. Das Konzept der R. wurde am Beispiel der Herz-Kreislauf-Erkrankungen, ausgehend von Untersuchungen in Framingham/USA, entwickelt. Inzwischen wurden fast 300 R. identifiziert, die mit der Häufigkeit arteriosklerotischer Herz-Kreislauf-Erkrankungen statistisch verbunden sind. Untergliederung: konstitutionelle, sog. unveränderbare R. wie männliches Geschlecht, höheres Lebensalter, Blutgruppe A, rassische Besonderheiten etc.; externe R.: Faktoren der allgemeinen Lebensführung wie Zigarettenrauchen, psychosozialer Stress, Bewegungsmangel, Fehlernährung; interne R.: Faktoren, die an und für sich bereits innere Krankheitszustände darstellen wie Hypertonie, Diabetes mellitus, Fettstoffwechselstörung, Hyperurikämie, Myxoedem u. a. R. erster Ordnung sind Zigarettenrauchen, Hypertonie, Fettstoffwechselstörungen. Die anderen genannten R. sind von minderer Bedeutung und werden daher als R. zweiter Ordnung bezeichnet. Der gewohnheitsmäßigen körperlichen Aktivität kommt eine große Bedeutung im Rahmen der Elimination bzw. Abschwächung der genannten R. zu.

Superkompensation: Syn.: Überkompensation. Überschwingen durch hohe Belastungen ausgelenkter Funktionssysteme (vorwiegend Energiequellen) nach der Wiederherstellung über das Ausgangsniveau (Homöostase) hinaus. Modellvorstellung der höheren Leistungsfähigkeit in dieser Phase; Grundlage für die Auslösung von Anpassungsvorgängen.

Training: Systematische Wiederholung gezielter überschwelliger Reizsetzungen zum Zwecke der Leistungssteigerung mit morphologischen und funktionellen Adaptationen. Damit besteht ein qualitativer Unterschied gegenüber »Übung«. Die sportmedizinische größte Bedeutung von T. liegt heute in der Präventivmedizin.

Trainingspulsfrequenz: Diejenige Pulsfrequenz, die zur Erzielung eines optimalen Trainingseffektes eingehalten werden sollte. Beim Untrainierten sollte sie einer Intensität von 2/3 der Maximalleistung entsprechen. Dies kann am besten durch die Pulsfrequenzregel 180 minus Lebensalter, also z. B. für den 40-jährigen mit Puls 140, festgelegt werden (Hollmann-Regel).

Triglyzeride: T. bestehen aus drei Fettsäuren, die an Glyzerin gebunden sind. Exogene T. werden mit der Nahrung aufgenommen, endogene T. werden v. a. in Leber, Niere und Herzmuskel synthetisiert. Ihr Transport im Blut erfolgt in Lipoproteinen, v. a. Chylomikronen und Very-Low-Density-Lipoproteinen. Die Verstoffwechselung der T. als Energieträger (Fettstoffwechsel) ist eng mit der körperlichen Aktivität und dem Energieumsatz durch Sport verbunden.

Register

Sportwissen für höchste Ansprüche

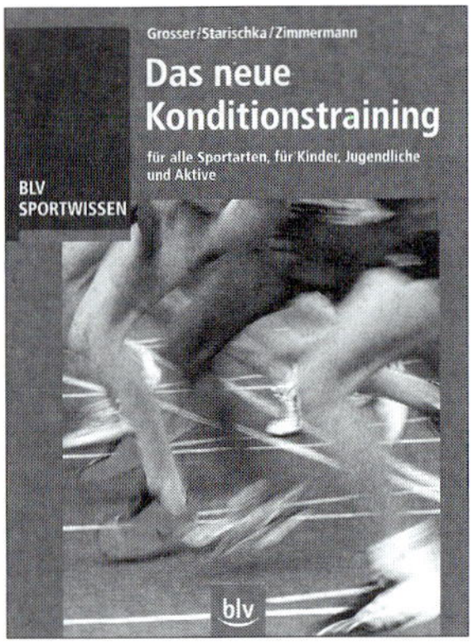

BLV Sportwissen
Manfred Grosser/
Stephan Starischka/
Elke Zimmermann
Das neue Konditionstraining
Kraft-, Schnelligkeits-, Ausdauer- und Gelenkigkeitstraining, allgemeine Prinzipien und Steuerung des Konditionstrainings, biologische Grundlagen, Trainingsmethoden und -programme, Kinder- und Jugendtraining.

BLV Sportwissen
Manfred Grosser
Krafttraining
Grundlagen der Muskelkraft, Muskelfunktion und Kraftübungen, Arten und Methoden des Krafttrainings, Trainingsmittel, Trainingssteuerung, Trainingsbedingungen, Trainingsprogramme.

BLV Sportwissen
Fritz Zintl/Andrea Eisenhut
Ausdauertraining
Grundlagen, Methoden und Trainingssteuerung nach neuesten Erkenntnissen der Sportwissenschaft: Ausdauertraining in den verschiedenen Sportarten, Methodik und Steuerung des Trainings, Ausdauertraining im Kindes- und Jugendalter usw.

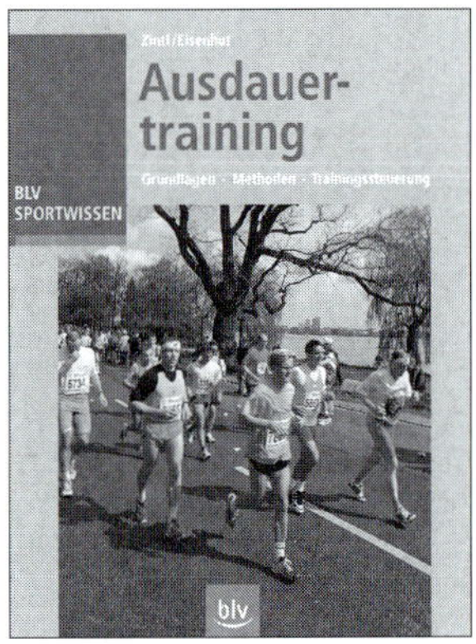

BLV Sportwissen
Gerd Thienes
Beweglichkeitstraining
Grundlagen, Trainingsmethoden, Leistungssteuerung: Beweglichkeitstraining als Bestandteil jedes sportlichen Trainings, biologisches Basiswissen, leistungsbestimmende Faktoren, Trainingssteuerung, gezielte Übungen für alle Körperbereiche.

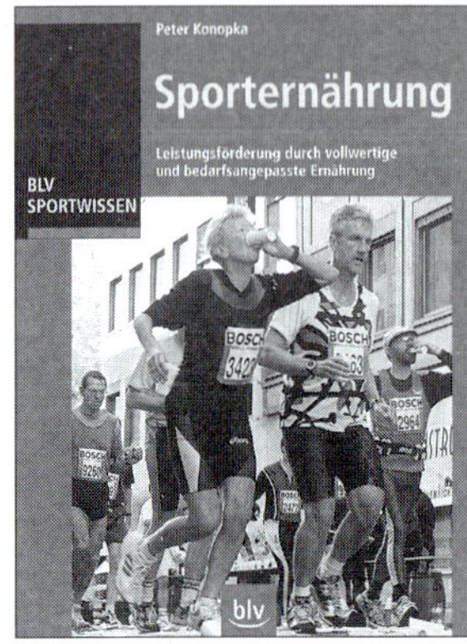

BLV Sportwissen
Peter Konopka
Sporternährung
Leistungsförderung durch vollwertige und bedarfsangepasste Ernährung: wissenschaftliche Grundlagen und die große Bedeutung der Ernährung für Leistung und Gesundheit – anhand von Beispielen leicht verständlich dargestellt.

BLV Sportwissen
Ludwig V. Geiger
Überlastungsschäden im Sport
Sportbedingte Überlastungsschäden und ihre wichtigsten Entstehungsmechanismen, Behandlungskonzepte und vorbeugende Maßnahmen zur Vermeidung, »Hilfe zur Selbsthilfe« für Freizeit- und Leistungssportler.

Im BLV Verlag finden Sie Bücher zu den Themen: Garten und Zimmerpflanzen • Natur • Heimtiere • Jagd und Angeln • Pferde und Reiten • Sport und Fitness • Wandern und Alpinismus • Essen und Trinken

blv

Ausführliche Informationen erhalten Sie bei:
BLV Verlagsgesellschaft mbH • Postfach 40 03 20 • 80703 München
Tel. 089/12705-0 • Fax 089/12705-543 • http://www.blv.de